ADÁN Y EVA

Sexo alquímico

GUILLERMO FERRARA

ADÁN Y EVA

Sexo alquímico

alamah

alamah

Adán y Eva. Sexo alquímico

De esta edición:
D. R. © Santillana Ediciones Generales, S.A. de C.V., 2013.
Av. Río Mixcoac número 274,
Col. Acacias, México, D.F., C.P. 03240
Teléfono 5420 7530

Primera edición: octubre de 2013

ISBN: 978-607-11-2869-0

Diseño de cubierta: Jesús Manuel Guedea Cordero
Fotografía del autor: Archivo personal de Guillermo Ferrara
Diseño de interiores: Edwin Octavio Ramírez Mendieta
Ilustraciones: Eduardo Rico

Impreso en México

PRISA EDICIONES

DEDICATORIA

Para todos mis lectores que siguen en el camino de la celebración, el autoconocimieto y la evolución de la ciencia.

Para SanDra, Presidenta de su propia vida.

Índice

Introducción

La palabra alquimia significa "transformación" y "mezcla de líquidos". Sus raíces provienen del griego *chemia* y del árabe *al-kymiya.* Estas culturas antiguas, junto con la egipcia, buscaban la piedra filosofal mediante el sexo como transformación del interior humano. En lo exterior fue comprendido como la transformación de los metales, del plomo al oro; en lo interior se trata del viaje del estado de conciencia dormido a la iniciación de los despiertos, y en el ámbito sexual es del sexo animal al sexo divino.

Con este libro pretendo reactivar la enseñanza de las civilizaciones antiguas a través de sus iniciados mediante la "transformación de los líquidos del cuerpo humano y su energía", y así ofrecer al ser humano contemporáneo una nueva visión sobre el sexo alquímico o la antigua piedra filosofal.

Es decir, adentrarnos en un enfoque científico-espiritual-energético que puede cambiar el uso habitual de la energía sexual. Normalmente una persona agota la energía sexual a lo largo de su vida sin saber que es un combustible que puede aumentar, acumularse y usarse con otros objetivos que superan puramente el placer y el contacto con el otro.

Por medio de este libro pretendo dar a conocer las experiencias de anteriores culturas, analizar las presentes tendencias e invitar a la construcción de una nueva sexualidad. Una sexualidad que conlleva la mirada de la ciencia, la mística espiritual y la inspiración del poeta; un panorama completo que brinda sabiduría y práctica para enriquecer no sólo nuestra vida sexual sino nuestra experiencia espiritual.

Ya se ha hablado de inteligencia emocional, artística, física e inteligencia científica, pero la inteligencia sexual no ha sido muy explorada. En la actualidad hay un profundo interés por el sexo. En las revistas, los programas de televisión y anuncios comerciales existe una fuerte presencia sexual. Ahora, con la elevada oferta de información, la gente está investigando, leyendo y tomando cursos. Queremos conocer, indagar y explorar. Aunque muchos se quedan encerrados en las frías paredes de las creencias y las limitaciones mentales, otros, en cambio, van más allá, a veces con algunas técnicas, otras sólo guiados por su instinto, sumergidos de lleno en un mundo que atrae y magnetiza desde el principio de los tiempos.

Para amar con plenitud e integrar la sexualidad alquímica a nuestra vida es importante comprender que necesitamos convertirnos en artistas, en los seres de luz que somos, y cuidar el cuerpo y el interior mediante prácticas saludables. Por ejemplo, no podemos permitir que el cuerpo comience a portar un gran volumen de grasa producto de la mala alimentación y las posturas sedentarias: ése es el triunfo de la pereza. Gandhi decía: "No hay amor sin voluntad." Si estamos más pendientes del control de la televisión, del partido de futbol o de las cirugías que se hizo una actriz famosa, estaremos viviendo vidas ajenas e hipotecando la nuestra. No podemos permitir que entre una pareja el amor y la atracción se vayan por la ventana junto con la libertad inicial, para dar lugar a la posesión, los celos y la desconfianza. Tenemos que ser confiados y dar. Porque al dar experimentamos la plenitud. Si esperamos recibir siempre de los demás, nos volvemos dependientes. Al dar tienes en tus manos las llaves de tu satisfacción. Y dice el proverbio: "El amor es lo único que crece cuando se reparte."

El sexo alquímico es para personas inteligentes que entienden su mundo interior, que buscan su esencia, su núcleo divino, su origen inmortal. El sexo es una materia prima para forjar un ser luminoso en tu interior. El sexo es un fenómeno trascendente que nos recuerda que nuestro origen es el placer. Éste es un universo de placer y creación, aunque sigamos empeñados en invadir, conquistar, sufrir, quitar territorios, ignorando que todo es un préstamo. La energía sexual es un combustible que puede acabarse pronto si lo desperdiciamos. El sexo es la gasolina del alma, el impulsor, el fósforo que puede hacernos trascender nuestra condición puramente animal rumbo al océano de éxtasis espiritual del cual venimos.

El crecimiento personal produce motivación, nos conecta con el lenguaje de la mística y del corazón frente a frente y día a día. La mística sexual tiene belleza y buen humor. Y una persona que está bien en el primer paso de la escalera interior es porque está feliz con su vida sexual. El contacto con el otro y el autoconocimiento de nuestro poder aporta una visión clara de las cosas, nos hace clarividentes. El amor nunca es ciego, es pura luz, es sabiduría... Claro, estamos acostumbrados a repetir frases que no hemos experimentado, pero si ponemos manos a la obra o continuamos con mayor intensidad el camino que seguimos, nos encontraremos mirando el espejo del alma que destroza todas las máscaras de la ilusión, del ego, de los miedos y las limitaciones que se han adherido.

Sexo alquímico significa que sabemos lo que sentimos y sentimos lo que sabemos. La piel, el cuerpo, las células, las hormonas, los deseos, los sentidos, la atracción, los rituales, la magia... todo se involucra para que en nuestro coctel como seres cósmicos que ocupamos un cuerpo físico de manera temporal, ganemos el juego de la vida y surja el poder interior, el recordatorio de nuestro origen galáctico. Sexo alquímico significa encender el fuego sexual, la conciencia unida a la sensibilidad plena, para caminar de la mano con los dioses, saber quiénes somos y viajar de regreso a la inmortalidad del alma.

Guillermo Ferrara
Miami, junio de 2013

Capítulo 1
SEXO ALQUÍMICO

La nueva sexualidad

Cuando una persona practica el método de sexualidad alquímica gana mucho y pierde cosas sin importancia, semillas que no germinan. Comienza a dejar los malos hábitos, tanto sexuales, como de alimentación y cultura física. Se vuelve más amigo del gimnasio, el cojín de meditación, la seducción y la práctica sexual, que de la barra del bar, los cigarrillos y los sitios de comida rápida. El cuerpo comienza a vibrar como un verdadero motor de vida, atracción y magnetismo, y el alma se despierta al mundo de la sensibilidad. A las mujeres ya no les gustan los machos rudos y toscos, ni los hombres que no lloran. A los hombres nos encantan las mujeres femeninas, sensuales, elegantes y que se cuidan tanto interior como exteriormente.

Alquimia sexual aplicada significa que nos adentraremos en el sexo con mucha apertura, con la conciencia de un explorador que puede descubrir riquezas que todavía no conoce, un universo distinto en cada cuerpo, una semilla sexual y sensual con potencial de iluminación interior.

El sexo alquímico tiene mucho que ver con la meditación: el sexo es meditativo, al practicarlo estás consciente, presente, y tienes la posibilidad de comenzar a detonar los centros de energía que tienen poder y luz, donde se incrementan exponencialmente la vitalidad, la creatividad, la percepción interior, la capacidad de celebración y el estado de conciencia expandida hacia la energía amorosa.

El método de sexualidad alquímica que he creado ayuda a que la gran ola de energía de vida que nos fue dada, sea usada con sabiduría para crear un nuevo ser interior. Uno de los grandes beneficios es que el deseo sexual no decae; al contrario, aumenta. Y esto sucede porque el hombre no pierde energía al no eyacular todas las veces que realiza la práctica sexual. Eyaculaciones constantes equivalen a desgaste, a cambio de unos breves segundos de descarga. Te prometo que el orgasmo masculino sin eyaculación es tremendamente más poderoso y placentero que la eyaculación instintiva. El deseo, esa corriente magnética que une a los amantes, se agiganta, crece, se multiplica y luego lo tienes presente en todo momento: en tu trabajo, tu forma de pensar, tu manera de sentir, de gozar, de vibrar energéticamente. Las ideas vienen a ti como una lluvia de imaginación e inspiración, la vida está activa, latente, en tu interior y no se desgasta.

Este sistema vitaliza el cuerpo del hombre al acumular la energía sin derrocharla. Aprenderás a canalizar este enorme manantial de vida sin tensarte ni experimentar dolor. En las mujeres este método abre la puerta a la capacidad multiorgásmica. Los estudios al respecto afirman que siete de cada diez mujeres no han experimentado un orgasmo. El orgasmo ha sido censurado en las mujeres, con actos que van desde la ablución del clítoris hasta la promoción del concepto de pecado. Hoy día, una gran cantidad de mujeres no puede tener un orgasmo por más que lo intente. Pueden tener excitación, deseo, hacer el amor y no vivir una culminación orgásmica, la implosión no aparece...

Con esta forma de sentir el amor sexual las barreras psicológicas y físicas comenzarán a desmoronarse. Considera que es necesario un compañero inteligente para que te acompañe en el viaje.

Cuando aplicas tu energía de manera alquímica, el sexo te eleva, te lleva donde quizá nunca estuviste, a un mundo interno de paz, vibración, deseo, magnetismo y magia. Medita en cada una de las palabras que acabas de leer. Te da paz porque estás bien contigo mismo, en plenitud, satisfacción, respiras con placer. Vibración, porque emites una energía distinta, positiva, sonriente, elevada y esto hace que atraigas a tu día a día situaciones más prósperas, ricas y movilizantes. Genera más deseo porque tendrás ganas de sexo y también de cantar, escribir, pintar, bailar, trabajar... sentirás la vida activa en ti. Magnetismo y magia porque tendrás atracción como un imán. A la vida y a la gente le gustan las personas con carisma, mágicas, con valores.

La energía sexual elevada produce magia sexual. ¿Y qué es la magia sexual? Es tu capacidad para concretar en el mundo los anhelos y las ideas surgidas en tu mente y corazón, por medio de la intención y del enfoque meditativo de la energía sexual. Porque recuerda una cosa: el cuerpo humano es capaz de procrear un nuevo ser, esa magia tarda nueve meses. Pero tú también puedes aplicar ese poder generador de vida a tus proyectos, tus sueños y a la realización de tu destino. Si tienes el motor sexual encendido, es la materia prima de la magia. Por eso y por muchas razones las religiones condenaron el sexo. Si usas tu magia sexual serás capaz de visualizar a voluntad eventos que luego pueden suceder, lograrás encauzar el pensamiento hacia donde lo necesites.

Observa qué sucede con quienes malgastan su energía sexual. No tienen brillo, están sin vitalidad, como sin fuerza. En cambio, alguien que ejerce su alquimia energética tendrá luz en la mirada, en el rostro, en las manos; su cuerpo será una dínamo que desprende fuego, intensidad y atracción. Hay una ciencia sexual para acceder a estos planos y beneficios. Déjame enseñártela.

Fundamentos del sexo alquímico

El sexo alquímico es la capacidad de despertar la creatividad, espiritualidad y el poder de materializar lo que imagines usando el poder de la energía sexual a tu favor. Durante nuestra trayectoria escolar no recibimos instrucciones sobre el amor, las relaciones humanas y el sexo, pero sí información y conocimientos con cierto recelo, intriga y suspicacia.

El sistema que he diseñado con base en mi experiencia personal y la investigación, estudio y práctica en las ciencias de Oriente como tantra, zen shiatsu, yoga, masaje holístico, danzas ancestrales, medicina oriental ayurvédica y china, trabaja con base en la conciencia de que cuerpo y alma están unidos.

Este sistema sirve para que la mujer y el hombre contemporáneos que están sin pareja (muchas veces por elección libre y consciente), así como las parejas constituidas, se beneficien de esta práctica.

El método se sustenta en bases libres que se guían por ciertos niveles para entrar en la experiencia multiorgásmica y la comunicación espiritual.

- La respiración: se realizan tres respiraciones especiales (que explicaré en la sección destinada a la práctica) para controlar la eyaculación:

  Acumular energía.
  Aumentar la atracción y el deseo.
  Intensificar la conexión entre magnético (femenino) y eléctrico (masculino) para producir la "respiración celular", lo que potencia la experiencia orgásmica producto de la implosión energética.

  Los cien billones de células que tenemos son sexuales, así que se verán estimuladas.

- Los sentidos: se estimulan al máximo los cinco sentidos y el sexto sentido, que es interno.

- El ritual: se usan rituales de poder para recordar al subconsciente que estamos en terreno sagrado. El ritual amplifica la conciencia y une a los amantes creando una intimidad especial. Pueden ser de lo más sencillos como encender una vela, recitar un mantra o escuchar música, hasta rituales elaborados (identifica si tu pareja es una persona conservadora o apegada a costumbres religiosas).

- El cambio de posturas: se realiza cada cinco o diez minutos para que se intensifique la circulación energética por los chakras.

- Los ritmos: se adquiere la maestría en el ritmo pasivo, el intermedio y el activo. Es como subir una cumbre de excitación y contemplar luego un valle de relajación. Podemos subir más y más cumbres al detenernos y aplicar las tres respiraciones.

- Estimulación de los puntos erógenos: hay puntos energéticos que una vez abiertos libran su caudal de deseo y vitalidad por todo el cuerpo. Estos puntos, llamados marmas o tsubos en la ciencia del ayurveda y del shiatsu, hacen que fluya el prana, la energía que corre por los meridianos o ríos bioenergéticos del cuerpo.

- La meditación: el trampolín que hace propicia la expansión de la conciencia. El poder de la energía sexual canalizado se transforma en una sustancia natural que conduce a experimentar la pérdida de límites, y agudiza la percepción. Es el impulso natural de la energía de la vida hacia el chakra del pecho, los dos hemisferios cerebrales y el sexto y séptimo chakra.

- La intención: siguiendo el axioma energético "la energía sigue al pensamiento" podemos crear una intención individual o en la pareja para algo en lo cual imprimir la energía sexual movilizada al momento del orgasmo. Antiguamente, en las tradiciones iniciáticas, esto era llamado magia sexual: la capacidad de visualizar algo que uno quiere para que se realice y así elevar el crecimiento personal.

Conocimiento sexual

El sexo alquímico es la facultad de guiar nuestro deseo básico natural sin reprimirlo para despertar nuestro ser interior inmortal. Es la transmutación del plomo de la sexualidad bruta y animal, en el oro del sexo mágico.

En la antigüedad, culturas como la egipcia, griega, hindú o china usaban el acto sexual como ritual para regresar al estado de iluminación espiritual. Luego, al surgir nuevas religiones, se comenzó a percibir el sexo con vergüenza y surgieron las mentiras. Se dijo que los niños llegaban al mundo traídos por una cigüeña que venía de París o que una mujer podía quedar embarazada con sólo oler el semen.

En el pasado reciente y, lo que es peor, en la actualidad, hay gente que le corta el clítoris (sin anestesia) a las mujeres pensando que la naturaleza ha puesto algo de más, o que "dios" creó algo que luego descubrió que no tenía que haberlo puesto... ¿Será una estrategia para reprimir su goce, su contacto con el placer, su fuerza de vida? ¿Será la misma usada con un toro que se castra y se transforma en buey, perdiendo todo su brillo y poder? ¿Se ha coartado a las mujeres? ¿Por qué se les obliga a taparse el rostro? ¿Será que no podemos contener las emociones que la belleza nos produce y ante ella perdemos el control, las creencias y la fortaleza?

En la actualidad, en la televisión se censuran algunas escenas de amor y sexualidad cuando aparecen dos seres que sienten el deseo de unirse, pero no se censuran los programas y las películas con violencia, guerras y asesinatos...

¿Será que no hemos llegado a ser sabios en la gran materia del amor y del sexo? ¿Por qué los llamados "siervos de dios" violan a los niños, como se ha dado a conocer a través de los casos publicados de pederastia? ¿Por qué se condiciona que la gente vaya vestida con dos piezas de ropa a la playa? ¿Por qué justamente se tapan los senos y el pubis? ¿Qué tiene de distinto al resto del cuerpo?

¿Será que un bikini es símbolo de represión? ¿Por qué si mostramos la cara, las manos, los hombros, las piernas, ocultamos las zonas sexuales? La respuesta es simple: son dos franjas psicológicas de represión. El bikini es la prolongación visible de la vergüenza y el condicionamiento de las zonas sagradas. Se ha reprimido el sexo a lo largo de la historia de todas las formas posibles.

Pero ahora estamos más despiertos para conocer que existe también un sexo científico, inteligente, que ya no ve los fantasmas atemorizantes sino que escucha la voz directa del deseo al cuerpo. Ahora vemos un poco más claramente las mentiras del pasado que se fabricaron para limitar, coartar, dominar, atemorizar, controlar y manipular al ser humano. Porque las grandes instituciones religiosas han sabido que al reprimir el sexo y la alegría se puede condenar y limitar la libertad de una persona. Y es que muchas veces ignoramos la magnitud de las consecuencias que tiene la represión. Si se reprime el sexo se crea en la mente un archivo, igual que en una computadora, que reprime como si fuera virus todo lo que implique contacto con el otro: tacto, miradas, abrazos, palabras de admiración, seducción.

Por fortuna, las personas despiertas fluyen y son más desinhibidas. Sin embargo en países como Estados Unidos, Colombia, Venezuela, Argentina, México y Brasil, las mujeres no hacen *topless* como en Europa, de hecho, mostrarse desnudas en público se considera una falta sancionada por las leyes. No se pueden mostrar los senos que alimentan a los bebés. ¿Te has preguntado qué tienen de malo para ocultarlos? Y sucede aunque la industria del porno sea altamente consumida y sus productos estén a la cabeza de las recaudaciones, sobre todo en Estados Unidos, y esté manejada por una esquizofrenia existencial (es decir, está bien que exista, pero que no se hable de ello), lo que llamo "síndrome del avestruz".

Por suerte y por liberación, las mujeres despiertas están ahora más conectadas con su instinto y su deseo, sin tapujos, traumas o barreras.

En todas las culturas se concibe la sexualidad de forma distinta. Los esquimales, por ejemplo, te ofrecen a su mujer si vas por su casa... Lo que para unos está bien y es natural, para otros es una ofensa imperdonable. ¿Sabías que los matrimonios judíos antiguos (se dice que en la actualidad esta costumbre continúa) ponían entre los cuerpos una sábana con un agujero a la altura de los genitales?

¿Por qué poner barreras? ¿Por qué el cuerpo no puede sudar, vibrar, sentir, estremecerse hasta perder los límites de la mente y abrir las puertas al éxtasis (salir de uno mismo) y al salir de ti encontrarte cara a cara con la divinidad?

El sexo es un acto natural, adherido a nuestra existencia, y también es el medio de reproducción de la especie humana. El sexo es la forma en que dos seres pueden sentirse uno y lo mismo a través del deseo que es el puente que los une.

El sexo revoluciona nuestra biología constantemente produciendo endorfinas, adrenalina, excitación y, también, apegos, dependencias y controles.

Todos los excesos son malos. Ni desenfreno descontrolado ni represión. Ni lujuria y morbo, ni castidad y abstinencia. La sexualidad alquímica nos indica cuando el sexo es un medio para crecer y sentir la unidad quitando todo sentimiento de vacío o limitación.

Al practicar el sexo alquímico somos capaces de trascender nuestra condición animal y volvernos más humanos, más cercanos a la espiritualidad que mora en nosotros. A través de la energía sexual canalizada podemos ser más sensibles, auténticos, vitales, jóvenes, sonrientes, felices. Porque si miras a los ojos de las personas, ese brillo especial, esa paz interna que surge de estar bien en muchos aspectos incluido el sexual, da la imagen de salud, plenitud y satisfacción.

Cuando las personas están bien sexualmente, el bienestar contagia otros órdenes de la vida. El tema sexual está a flor de piel en todas las conversaciones, las revistas, los medios de comunicación, la publicidad. Es obvio que hay hambre sexual. Pero también hay ganas de transformación; hay quienes ya no se conforman con practicar el típico acto sexual que dura unos minutos o para liberar la eyaculación, dar la media vuelta y a dormir. Sabemos e intuimos que hay algo más que no ha sido revelado. Nuestra alma siente que hay una mística detrás del sexo que muchos no han captado todavía.

Esta mística es la posibilidad de sentir el sexo como vía de acceso a una experiencia espiritual. La trascendencia de los instintos en pos de un viaje hacia la luz del alma por medio de la sexualidad sagrada. La mayoría de las religiones no ha querido que esta puerta de vida se abra para las masas, por ello ha grabado en el inconsciente colectivo la idea de pecado, culpa y represión, como quien programa una computadora. Nietzsche dijo: "Las religiones han tratado de matar el sexo pero no lo han conseguido, y ahora el sexo no está ni vivo ni muerto, sino envenenado."

La alquimia sexual indica que no hay condena ni impedimento para que los amantes sientan que vuelan hacia su cielo interior de placer y conciencia unidos, hacia un estado donde dejan de estar divididos para unirse a algo más grande, el Uno, la fuerza origen de todas las cosas.

Sexo, culturas y costumbres

Todas las tradiciones han expresado diferentes visiones y gustos sobre la práctica del sexo. Por ejemplo, en la antigua Grecia (de donde hemos heredado muchos rasgos culturales) el amor, el dios Eros y la inmortalidad eran motivo de culto diario. La pasión por la belleza y el cuerpo era un común denominador. Y todas las variantes posibles también por ejemplo, el amor entre personas del mismo sexo era común y no se concebía como algo antinatural sino filosófico. La unión de la belleza y perfección física unida a la lucidez espiritual conducía a la plenitud y realización de un individuo. Cuando alguien tenía la flecha de cupido en su interior, el poder de Eros estaba poseído por una nueva conciencia.

Ahora, el amor y el sexo han sido tomados como una especie de *fast food*, una comida rápida que muchas veces se utiliza para tapar el hueco de la soledad y no para construir un monumento en cada corazón.

La energía sexual utilizada de forma consciente genera creatividad, alimenta al artista interior, lo que después se manifiesta en una vida plena y creativa en cualquier orden.

Si somos inteligentes debemos tener una lista de prioridades, una escala de valores donde el principal motivo de vida sea iluminarnos espiritualmente, sentir que reconectamos con la esencia de luz cuando amamos, captar la unidad cósmica en un acto sexual. La energía sexual debería permanecer encendida durante todo el día, no podemos dejar que el sexo y el amor sean lo último al llegar a casa, cuando el cuerpo está cansado y la mente estresada. Para amar es necesario ser un artista. Y los artistas del amor tienen energía, abundancia de inspiración, luces internas, sensibilidad. Dichas facultades son obvias en los personajes creados por Shakespeare, y en seres míticos como Shiva, Apolo, Dionisio, Afrodita...

Cada ser humano tiene dentro de sí un dios, un ser sensible, espiritual y cósmico que comprende y sigue la ley del corazón y del amor completo; y también un "*homo* de las cavernas", aquél que busca la descarga inmediata, que es tosco, sin refinamiento, burdo, llevando el futbol como religión y muchas veces eyaculador precoz. A toda mujer que se precie de divina y se respete a sí misma debe comprender que el comportamiento hacia ella de un "*homo* de las cavernas" es un insulto a la belleza, a la femineidad y al misterio de la mujer.

De la misma manera, una mujer también es una diosa, dulce, apasionada, poderosa, salvaje, multiorgásmica.... y tiene que hacer su trabajo para olvidar la despiadada competitiva que vive hablando de la vida ajena, o la actitud reprimida y sumisa que ha sido grabada en su interior.

La mujer y el hombre son una promesa. Una promesa de convertirse en dioses a través del amor y del sexo. Cuando surge el arte, la innovación, la seducción, la chispa personal que permite crear situaciones y vivencias plenas de intensidad, entonces vivimos al máximo y en armonía con la vida. De otra forma, sólo vegetamos, juntamos energía para volver a gastarla. Pedaleamos como en una bicicleta fija, en el mismo sitio. El sexo es un motor que puede encender los dones valiosos que portamos y nos hacen brillar.

En el otro extremo, en la India, por ejemplo, el amor y la sabiduría están presentes en la cultura desde hace milenios y se ha hecho énfasis en amar con arte. Fruto de ello es el nacimiento de obras como el *Kama sutra*, escrito por Vatsyayana, donde los secretos del amor y el sexo se muestran sin límites, apuntando a sacar a la luz toda la capacidad de los amantes.

Si bien en la actualidad, tanto en Grecia como en la India poco queda de aquella cultura, hoy día el *Kama sutra*, manual hindú de sexo y amor, es uno de los libros más vendidos. Los seres humanos anhelamos saber. Y la sexualidad alquímica conlleva práctica, investigación y apertura mental.

¿Cómo podemos condenar el medio por el cual nacemos, el canal vaginal? ¿Cómo puede existir hoy gente que se avergüenza de sus genitales? ¿Cómo podemos dejar de investigar sobre algo que produce tanto placer? ¡Cuántas diferencias existen entre las mentes respecto del sexo! Por ejemplo, en la India, si un hombre sabio tiene una erección, medita en silencio sobre la "fuerza de la vida" que hay en él e incluso puede colocarle un collar de flores alrededor, mientras que un ejecutivo estresado de Occidente busca en el viagra la solución para que su miembro cobre fuerza. En la adolescencia nadie nos enseña qué hacer con la enorme energía sexual que se despierta en el cuerpo. Antiguamente en la India, a las niñas se les enseñaba el arte del amor a través de la seducción, la danza, las miradas, las palabras correctas, el perfume. Pero no en todos los hogares de Occidente los padres hablan con sus hijos sobre estos temas. En muchos casos, los padres no tienen valor para hablar sobre sexo con sus hijos y esconden la cabeza como el avestruz, entonces los jóvenes están obligados a "aprender" en la calle, con amigos que tampoco saben de qué se trata, o bien en revistas o películas. ¿Cuándo incorporarán en colegios, escuelas y universidades asignaturas de verdad relacionadas con amor y sexo?

Es tiempo de cambiar, de no reprimir ni malgastar nuestra energía sexual, necesitamos conocerla, conservarla y canalizarla en creatividad y amor.

El amor no es un fenómeno poético sino metafísico. La palabra viene del francés *mort* que significa muerte, si le anexas la "a" delante tienes "amor", el estado de conciencia que vence a la muerte. Amor es energía elevada desde el impulso sexual.

Realizamos el sexo más por satisfacer el instinto que por crecimiento espiritual y, claro, el deseo repetido produce desgaste, no se puede comer siempre el mismo alimento porque cansa. Pero si usamos la alquimia para dejar que el instinto y el impulso primario lleguen de forma natural y le implementamos un ritmo, una técnica y una dirección ordenada, tendremos un resultado mucho más profundo, donde no gastaremos energía ni deseo, sino todo lo contrario: se producirá el enorme aumento de la libido, lo que en yoga llamamos *kundalini*, la energía psicosexual.

Aceptar la propia naturaleza

Nuestra naturaleza, y en general toda la naturaleza, es sexual. Las flores tienen sexo, los animales, los seres humanos. Esta enseñanza genera aceptación por el sexo. La vida se manifiesta y sucede gracias a él. La aceptación requiere inteligencia, aceptar es afirmar que estamos de acuerdo con la vida. Nuestra naturaleza sexual aceptada nos recuerda que somos seres sexuales y naturales. Hemos tenido una gran cantidad de ideas y conceptos antinaturales que han generado una carga nociva en nuestra mente. Hemos sido bombardeados con toda clase de virus para infectar nuestra computadora nueva. La vergüenza, el tabú y el miedo son virus que infectan la mente y le impiden funcionar correctamente. La mente se ha contaminado con pudor, represión, condena, autoflagelación, libertinaje y descontrol. Han llegado a nuestros oídos todo tipo de ideas que condenan la naturaleza humana, y que han comenzado a empaquetar en una caja de falsa moral la vitalidad y la unión entre los sexos. No han sido ideas educativas sino represoras y fundadoras del miedo y el concepto de pecado. Eso se ha grabado en las mentes de generaciones y quedó fijado en la memoria genética: las células ya tienen esa mala educación y es necesario desactivar dicha información.

La naturaleza humana tiene varios niveles: animal, sexual, humana y divina. Son varias escalas. Somos animales en varios aspectos, sobre todo en lo que concierne a los chakras más bajos, los centros de energía que rigen nuestro comportamiento y deseos. La supervivencia, el deseo sexual y el alimento son aspectos animales de nuestra existencia, vinculados al primer, segundo y tercer chakra. Están bien, son importantes y debemos satisfacerlos para ser capaces después de alcanzar las partes más elevadas de nuestra naturaleza como el amor y la creatividad, vinculados al cuarto y quinto chakra, respectivamente. En esta fase de nuestra naturaleza somos seres humanos. Humanidad significa capacidad de amar y crear. Si bien los animales también aman y crean, los humanos tenemos la oportunidad de amar para sentir la divinidad manifestada. Y esta manifestación se alcanza en el máximo grado cuando elevamos la naturaleza energética a la visión clara de la intuición y la conexión espiritual, del sexto y séptimo chakras, ubicados en el entrecejo y en lo alto de la cabeza.

Primero: la naturaleza primaria tiene instinto, impulso, reacciones hormonales, la llamada del sexo como reproducción.

Segundo: la naturaleza humana tiene la voz del corazón, los afectos y la energía de unidad como signo de manifestación amorosa.

Tercero: la naturaleza divina es un peldaño más elevado, es la certeza oculta que nos da la percepción intuitiva y, por medio de la energía sexual, podemos sentir la esencia divina dentro.

Por ello, si seguimos únicamente el instinto y el deseo en bruto, casi seremos como un cuerpo sin cabeza ni sentimientos, movido sólo por nuestras reacciones químicas.

Química sexual: feromonas, atracción y sexo

Muchas veces hemos oído hablar de la química entre dos personas y, por lo general, la asociamos con la apariencia física, la expresión o los movimientos. Pero, aunque suene sorprendente, lo que motiva la química es el olor de la pareja.

La excitación sexual puede aumentar gracias a los olores naturales del cuerpo que reciben el nombre de feromonas. Algunos son tan sutiles que no los percibimos de manera consciente, pero pueden influir en nuestras vidas de numerosas e importantes maneras.

Feromona es una palabra que deriva de dos palabras griegas: *pheran* (transferir) y *horman* (excitar). Los animales producen esta sustancia: afecta el comportamiento reproductivo de otro animal de la misma especie y actúa a distancia.

En los seres humanos, las feromonas se activan en la pubertad. Los hombres y las mujeres producen cantidades variables de feromonas masculinas —la androsterona y el androsterol—, pero sólo las mujeres secretan las feromonas femeninas de la cópula.

Producidas por las glándulas apocrinas de la axila y las zonas próximas a los genitales, las feromonas envían señales que son recibidas por el órgano vemeronasal (OVN), que se encuentra dentro de la nariz. El OVN transmite estos mensajes a la parte del cerebro que gobierna las sensaciones humanas más básicas, como alegría, cólera, amor, odio y deseo sexual.

Aunque no somos conscientes de las feromonas de otra persona —no podemos identificar su aroma conscientemente—, tienen un impacto importante en nosotros. Encienden el impulso sexual, aumentan la fertilidad y ayudan a regular los ciclos menstruales.

En resumen, las feromonas son sustancias químicas que envían señales inconscientes de olor a las personas del sexo opuesto que de forma natural disparan los sentimientos de atracción sexual, mejorando así la vida sexual.

En sus primeros estudios, el doctor Cutler recolectó sudor de las axilas de mujeres y hombres de alrededor de veinte años, removiendo las bacterias y el olor, y usando sólo el extracto. Desde entonces los estudios han obtenido resultados asombrosos.

En un estudio realizado en mujeres jóvenes, 36 por ciento de las expuestas a las feromonas había tenido sexo durante las primeras tres semanas del estudio. Entre quienes recibieron un placebo, en cambio, sólo 11 por ciento tuvo sexo semanalmente. Para el fin del estudio —catorce semanas—, 73 por ciento de las expuestas a las feromonas tuvo sexo cada semana, mientras que las que recibieron placebo permanecieron en 11 por ciento.

A otro grupo de 38 hombres se le agregó una solución de alcohol y feromonas a su perfume regular. Ninguno sabía cuál tenía. Después de ocho semanas de usar la colonia, 47 por ciento de los usuarios de feromonas dijo que habían tenido más sexo que el habitual, comparado con solamente el 9.5 por ciento del grupo con placebo.

Existen numerosas pruebas que ilustran los efectos de la androsterona masculina en las mujeres. En un estudio rociaron la silla de un consultorio de un dentista con esa sustancia, mientras todas las demás sillas no la tenían.

Se observó que las mujeres se sentaron mucho más a menudo en la silla tratada con feromonas.

Hicieron lo mismo en varias cabinas de teléfono y encontraron que las mujeres preferían hablar en la cabina rociada con feromonas.

Una institución australiana condujo un examen sobre 306 hombres que usaban feromonas; 90 por ciento dijo que gracias a la hormona había aumentado su atractivo en las mujeres.

El descubrimiento de las feromonas se dio a partir de la investigación de los métodos de control de plagas. En estos estudios se reveló que muchos insectos secretan sustancias que sólo son detectadas por los miembros de su misma especie. Por ejemplo, hay una polilla en Centroamérica que es capaz de atraer a un miembro del sexo opuesto que se encuentre a más de 30 kilómetros de distancia.

El olor de una persona sucia difícilmente puede resultar excitante, pero los olores corporales naturales que emiten hombres y mujeres, aunque sean sutiles, tienen un efecto muy potente.

Las feromonas afectan la reciproicidad en las relaciones, y se han realizado experimentos para comprobar esta teoría. Por ejemplo, en un espectáculo donde la actuación haya sido buena pero las personas salen desanimadas o, donde la actuación haya sido regular y las personas salen contentas, es probable que sus reacciones sean determinadas por el olfato.

Se ha descubierto que si el aire fluye desde el escenario hacia la audiencia, el estímulo se transmite de los intérpretes al público, o en el caso contrario, donde el aire acondicionado genera una sensación de aislamiento del público.

Los científicos descubrieron que el olor del cerdo macho excita a las cerdas, y también que uno de sus componentes, que se llama alfa androstenol, es idéntico a un compuesto presente en el sudor humano masculino.

En otro experimento, se reunió a un grupo de hombres y a algunos de ellos se les aplicó alfa androstenol; posteriormente se pidió a un grupo mixto que diera su opinión acerca de ellos. Las mujeres opinaron mejor de los portadores de esta feromona; los hombres reaccionaron de manera opuesta.

Los investigadores han atribuido propiedades feromónicas a los fluidos o ácidos vaginales y los han denominado copulinos. Se presume que las mujeres rubias y pelirrojas secretan más copulinos que las morenas, pero en general las mujeres secretan más feromonas durante la ovulación.

Los siete chakras y la sexualidad

Los chakras son también conocidos como "ruedas energéticas de la vida". Son centros de energía ubicados a lo largo de la columna. En el campo físico le corresponden las glándulas del sistema endócrino. Los chakras tienen como función recoger energía y trasmitirla al cuerpo físico, animarlo. La energía, llamada kundalini, es el motor de la psique y del sexo, que se encuentra en todos los seres humanos en el primer chakra, situado entre el ano y los genitales.

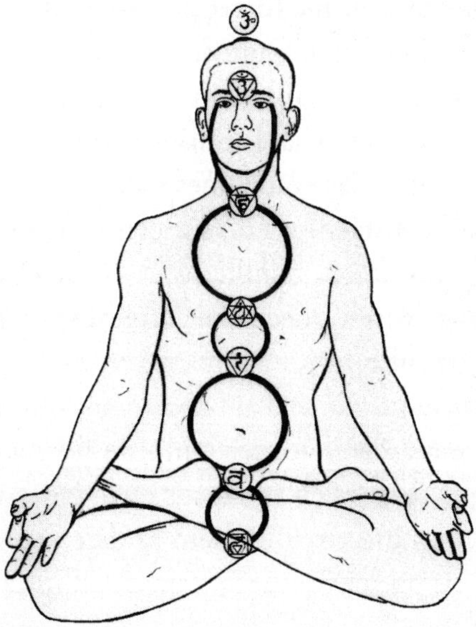

De este chakra, función de la conciencia de supervivencia, una vez que está activo y en desarrollo, emerge la kundalini, que tiene forma de una pequeña serpiente enroscada tres veces y media sobre sí misma.

Se ha representado en la figura de la serpiente, por ser la más significativa, ya que las serpientes se levantan y, de la misma forma, la energía kundalini puede levantarse sobre el canal central, *sushumna*, y elevar la conciencia y la energía del ser humano por cada uno de los chakras.

El fin último es la elevación de la sexualidad en espiritualidad por medio del acto sexual. Viajar internamente de lo animal (tres primeros chakras: supervivencia, sexo y alimento) hacia lo humano (cuarto y quinto chakra: amor y creación), hasta alcanzar el sexto y séptimo chakra (intuición y conexión espiritual), el reino de lo divino. Así, cada ser humano sin excepción tiene la facultad de experimentar el viaje interior hacia la iluminación.

La energía kundalini es sacra, sagrada, por eso se encuentra en dicha zona. Es fuego de vida que se mueve por el sushumna, un hilo neuronal-energético que transforma la conciencia-energía.

La energía kundalini despierta mediante ejercicios de respiración, mantras, danzas, meditaciones, *mudras*, *bandhas*, el acto sexual alquímico, los pensamientos, las gemas, el sol, la luna, los cuarzos y también por la vibración de la música. Antes de que despierte y se active es esencial la purificación previa. Purificación del cuerpo, la mente y las emociones con prácticas de yoga para que no encuentre obstáculos en su ascenso. Dichos obstáculos, como miedos, represiones, conflictos emocionales sin resolver y contracturas musculares, pueden ser molestos y causar bloqueos cuando la energía sube.

Activando la alquimia sexual buscaremos que la energía kundalini comience a ascender, activando de forma progresiva los chakras, para que despierten todas sus cualidades y talentos, que normalmente están inactivos. Por eso se dice que el ser humano usa sólo de 8 a 10 por ciento de su capacidad interior.

Al activarse la kundalini, el poder del sexo, de la autoestima, del amor consciente, de la creatividad, de la visión interna y del poder espiritual se desarrollan y se manifiestan en la conciencia individual.

Los chakras tienen que recibir esta energía desde el sacro hasta lo alto de la cabeza. Por esta ruta fluye la energía de vida por los *nadis*, los hilos de luz, conductores de energía. De acuerdo con cómo emerge la energía del interior por los chakras marcará si la vida de la persona está en armonía o no.

Cuando la energía está en un chakra, la persona se diferencia porque tiene inclinaciones en su conducta más propensas a las cualidades que dicho chakra posee. Los chakras generan siete deseos básicos, además de poseer cualidades positivas y negativas de la personalidad debido al buen funcionamiento, y asimismo se ven alterados por los bloqueos energéticos, pensamientos negativos, bajas emociones y malas posturas físicas.

Los siete deseos son:

1. Chakra Muladhara: deseo de supervivencia
2. Chakra Swadisthana: deseo sexual
3. Chakra Manipura: deseo alimenticio
4. Chakra Anahatta: deseo de amar
5. Chakra Vishudda: deseo de crear y expresarse
6. Chakra Ajña: deseo de conocimiento
7. Chakra Sahasrara: deseo espiritual

¿El sexo tiene límites?

Antes de la unión sexual entre dos seres, suceden varias cosas. Generalmente inicia con la atracción visual (aunque en la actualidad el primer contacto puede ser por Internet y no ver al otro a la cara). La mayoría de las veces los ojos nos llevan a mirar aquello que comenzamos a desear. La vista genera un caudal de hormonas y movimientos internos energéticos que nos sacan de la rutina habitual: a eso lo llamamos atracción. Allí nace el fuerte deseo de ser uno, la atracción físico-energética.

La segunda fase surge de inmediato: el deseo. ¿El deseo de qué? En profundidad, es el deseo de ser uno. Lo que Platón llamaba el recuerdo del andrógino, la vuelta a la unidad. En las hondas capas de nuestro ser lo que anhelamos es el origen primario, cuando no había dualidad sino la unidad original. El misterio. Un misterio que ha dado tanta agitación a lo largo de la historia. Comprendamos que lo que se moviliza primero es la "atracción visual", algo físico-energético, luego el deseo y, por último, la unión de los cuerpos, muchas veces sin que se toquen las almas si no hay amor o alquimia. Es una trinidad de peldaños que no siempre se produce, por ello muchas veces es tan difícil encontrar a la persona adecuada como pareja.

Lo primero que debemos saber es que ya somos completos. Tenemos una perfección inherente, la luz del origen. ¿Podemos estar fuera de esa luz si esa luz está en todos lados? Cuando esa luz interior está encendida podemos encontrar otra luz, como si fuesen dos llamas de fuego para que en la unión las fronteras de las llamas individuales se disuelvan, creando una llama más potente y clara. Si la llama de fuego no se disuelve en la otra llama siempre quedará el ego, y el nacimiento de lo que llamamos amor y conexión no se producirá. Hay que olvidar el ego para amar. Hay que dejar que la llama del alma irradie plenamente y que el ego se evapore en la llama de la conciencia.

Práctica, ensayo y éxito

Si echas un vistazo a tu pasado, te darás cuenta de que ya has tenido varios intentos. Has estado con varias personas, si bien no simultáneamente ha sido en diferentes momentos, pero has buscado en varios cuerpos y varias almas aquella comunicación profunda. Has tenido diversas experiencias. En la actualidad, estar solo también es una elección. ¿Sucede porque no es fácil encontrar a la otra parte? ¿Será que la gente se cansa de buscar? ¿Será porque solo mantienes tu libertad? ¿Será que con tus amantes y parejas has vivido experiencias de dolor? Pueden ser muchos factores. Pero, ¿hasta dónde puedes llegar con el sexo? En última y más profunda instancia, a la iluminación espiritual. A descubrir la unidad del espíritu que hay dentro de ti con todo lo que existe, sabiendo que toda la creación es un fenómeno sexual, de atracción de los polos en completa armonía. Entonces te sumerges en el océano de vida como una gota más y esa gota se disuelve en la conciencia universal. Necesitamos sentirnos uno con la vida, expandir la percepción, abrir el interior. Es una transformación, una elevación a lo divino a través del instinto sexual. Has conducido tu motor hacia la ruta adecuada. ¿Y existe una ruta equivocada? Sí. Cuando llevas tu energía sólo hacia el exterior, cuando lo único que haces es satisfacer un impulso y la atracción, no hay retroalimentación, hay descarga y satisfacción con su consecuente desgaste pero no una transformación energética ni espiritual. Debemos enriquecer este aspecto con técnicas y aplicaciones de sexo alquímico.

La energía sexual es como un cerillo, un fósforo para encender el fuego interior. Cuantos más cerillos gastes, más se consumirá el fuego interno, el deseo y la atracción. Luego de un tiempo con la misma persona, si no hay un trabajo energético-sexual-espiritual, esta primera atracción se diluye y los cuerpos dejarán de atraerse. Es una ley energética: cuando algo llega a su máximo esplendor se transforma en el opuesto. Perderás el gusto por la misma comida, dejará de atraerte el magnetismo que antes era inevitable. Si, además, tu ritmo de vida es estresante, te cansa y no te alimentas bien, no generarás tanta energía sexual.

Lo revolucionario es que los amantes pueden llegar a ser *homo* universales iluminados, convertirse en dioses a través de la alquimia de la energía sexual. Los dioses confían en su capacidad. Nuestro propósito en la vida es aprender a amar. Si te esmeras en el arte del amor y el sexo sentirás la invitación de la vida a unirte a la sinfonía universal. La vida es un acto de amor. La vida vibra en la perfección. La vida es sexual y esta energía se renueva constantemente.

Investiga tu sexo

A través de mis investigaciones, de lo que he visto en mis viajes, y de las consultas dadas a lo largo de veinte años como maestro y terapeuta, he comprobado que civilizaciones antiguas como la maya, egipcia, griega, hindú y atlante practicaban rituales en los que la energía sexual podía ser canalizada para conectarse con los planos más elevados de la existencia, con dimensiones superiores: eran capaces de descubrir las leyes del universo por medio del uso inteligente y místico de la energía sexual.

Claro que antes, en sociedades inteligentes y espirituales, el tiempo era aplicado para el conocimiento del ser humano, la adoración de la belleza, el respeto a los dioses, el conocimiento del universo, la grandeza del ser humano y los rituales sexuales. Ahora, vivimos inmersos en actividades que muchas veces nos alejan de nosotros mismos proyectando la sombra de la ilusión y la diversión hacia afuera. El futbol, los videojuegos, la televisión, la crema de moda, la crítica a la vida ajena, acumular posesiones, el exceso de trabajo: tantas cosas que están bien pero que ocupan el espacio interior de una persona sólo para cubrir los huecos existenciales.

Podemos tener todo eso pero como pasatiempo mínimo, no como forma de vida. El objetivo es crearnos a nosotros mismos como seres de luz y divinidades mediante los actos, el sentir, la percepción interior.

El sexo puede hacer nacer un nuevo ser humano físico y también uno espiritual, artístico y creativo. El nacimiento físico tarda nueve meses. El nacimiento espiritual de tu ser interno despierto no tiene un tiempo prefijado, se da cada momento. Es la tarea de evolución, la *sadhana* (práctica) y el *dharma* (camino correcto) de cada uno. Descubre que puedes sentir lo divino en tu interior a través del sexo, de la misma forma que un budista o un monje zen lo buscan por la meditación en solitario. La alquimia sexual tántrica que propongo incluye la meditación y el sexo practicado con creatividad. Hay un proverbio bellísimo que recomiendo tener en mente: "Los dioses se aman conscientemente y los amantes conscientes se vuelven dioses."

Practicantes de sexo alquímico

Al practicar el sexo alquímico, la poderosa energía que sale de los cuerpos viaja al centro de la Tierra, y hacia arriba al centro de la galaxia. Esto produce una reconexión con las fuerzas de la vida. La fuerza del sexo se convierte en un medio de comunicación con el cosmos, tal como era en las ancestrales culturas místicas. En cambio, la mala fórmula atracción-sexo-eyaculación conduce a la pérdida de electromagnetismo y las células pierden poder. Cuidado. Eleva la energía y poténciala, si no caerás en el embudo de la ignorancia. Y ésta es la principal pérdida de atracción entre los amantes. Ante eso, aplica el conocimiento, respiren juntos al mismo ritmo, estira el deseo, no te apresures, conecta con las fuerzas de la naturaleza, mantente consciente y tendrás nuevos resultados.

¿Qué diferencia a una persona común de una sensible, espiritual y creativa? ¿Cuáles son los signos de un ser que siente su divinidad a flor de piel?

Somos obras de arte, como una roca que debe ser pulida, moldeada, que necesita quitarse todo lo que sobra para que se revele el monumento, la estatua, la magnitud. El artista que esculpe está dentro. Muchas veces activo, otras muchas silenciado.

Recuerda que la creatividad es un don divino.

Imprímete de las características de Dionisio, el dios griego del placer, el amor, el vino, la sexualidad y el festejo. De Afrodita, de Shakti, incluso de María Magdalena, la gran iniciada.

De tal forma, buscamos sentir y experimentar el misterio del amor y el sexo profundo como energía capaz de trasformar nuestra visión, la capacidad de maravillarnos día a día. Es posible comparar las virtudes y los signos de quien siente y actúa como un dios y quien lo hace como una obra en proceso.

Beneficios del sexo alquímico:

- Aumenta tu energía.
- Flexibiliza, rejuvenece y fortalece al cuerpo.
- Propicia la alimentación saludable.
- Diluye los conflictos emocionales.
- Permite mirar el destino con claridad.
- Invita a tomar la vida como un juego.
- Facilita reconocer al trabajo como un medio que te conecta con la vida.
- Crea comodidad en el silencio.
- Exalta el gusto por la danza.
- Genera alegría y expresividad.
- Propicia un estado orgásmico en el acto sexual y en la vida.
- Rebasa los límites de las normas establecidas.
- Imprime arte y belleza en las acciones cotidianas.
- Favorece el uso de la imaginación positiva más que el conocimiento.
- Elimina la crítica hacia los demás.
- Activa el buen humor.
- Coloca la sensualidad a flor de piel.

- Enfoca la energía personal en crear. La creatividad es el sello divino.
- Concibe el amor como energía elevada.
- Genera un mundo interior cambiante.
- Logra la adaptación a la naturaleza.
- Da elegancia.
- Favorece la aceptación del cuerpo como un templo de expresión.
- Convierte al placer en el lenguaje diario.
- Infunde respeto por las culturas antiguas.
- Produce adoración por la lluvia y el Sol, la Tierra y las estrellas.
- Conserva en los adultos la capacidad de asombro de los niños.
- Provoca celebrar cada pequeño detalle.
- Fortalece la voluntad.
- Sensibiliza el alma con el arte sexual.
- Favorece la práctica sexual diaria.
- Infunde luz a los ojos, manos y palabras.
- Activa la intuición.
- Promueve vivir la vida al máximo, con paz y conciencia.
- Conjuga serenidad con actividad.
- Permite la conexión con la vida a través de la meditación.
- Despierta amor por la belleza.
- Invita a vivir sin tiempo.
- Trasporta paz en el interior.

Personas con sexo común sin iniciación

- Imitan la creatividad ajena.
- Adoptan posturas físicas inadecuadas.

- Descuidan su cuerpo.
- Están cansadas permanentemente.
- Ingieren alimentos que no aportan energía.
- Fuman y beben en exceso.
- Viven mecánicamente.
- No practican ejercicio.
- Carecen de voluntad, paralizados por la pereza.
- Apuestan su existencia y libertad a creencias religiosas.
- Hablan demasiado y en voz alta.
- No son amigos del silencio.
- La belleza pasa inadvertida para ellos.
- Prefieren competir que compartir.
- Sus logros son personales y no para expresar lo divino.
- Tienen insensibilidad.
- Están desaliñados o arreglados en exceso, utilizan marcas de moda.
- Dependen de estímulos externos.
- Van a trabajar sin ganas.
- Se adhieren a un partido político, un equipo de futbol o una pareja, para cubrir su soledad.
- Critican lo que no está dentro de su molde moral o incluso lo que no comprenden.
- Tienen una visión gris de la realidad.
- Hablan de los demás más que de sí mismos.
- Sonríen poco.
- Tienen un ego enorme.

Principios de la sexualidad alquímica

Si bien en el sexo nunca hubo ninguna regla absoluta ni un mapa de cómo hacerlo, podemos mejorar y potenciar nuestra relación al seguir ciertas pautas que nos indicarán que estamos haciendo el amor con inteligencia y no de forma animal e instintiva.

1. Hacer el amor regularmente, sobre todo por la mañana antes de trabajar o por la tarde. Esto hace que el cuerpo vibre y se llene de vida y energía. No dejarlo para el último momento de la noche, ya que para entonces el cuerpo ha consumido toda la energía del día. Pon al sexo como el primero de la lista.
2. Mantener un ritmo suave para estar conscientes sin dejar que el instinto animal domine el acto.
3. No llegar siempre al orgasmo con eyaculación. En el hombre, liberar el semen una vez de cada diez actos sexuales o más. En las mujeres, mantener la energía del orgasmo para experimentarlo al final como una gran explosión, la llamada "ola de la felicidad". Esto hace que el deseo esté siempre en crecimiento, como una fuente magnética que produce atracción.
4. Detenerse cada diez minutos más o menos, aplicar las técnicas respiratorias y meditar unos minutos. Bajar la excitación para volver a subir una cuesta más alta. Recuerda que estarán fabricando más energía para producir el hiperorgasmo.
5. Usar la seducción diaria para mantener encendido el deseo.
6. Es recomendable que cada dos meses se dedique una semana de ayuno sexual, manteniéndose con la actividad energética para acumular nueva energía y potenciar el deseo.
7. Tener un programa de entrenamiento físico y energético, de una hora diaria, que incluya yoga, meditación, técnicas de respiración, danzas, masajes o gimnasio, *footing* o lo que más te guste.
8. Prestar atención a la creatividad y capacidad sensitiva que despertará el enriquecimiento de la energía sexual.
9. Entrar al acto sexual de forma meditativa, conscientes de la respiración, el deseo, los sentidos y el puente energético que une a los amantes.

10. Prolongar los juegos sexuales, los preparativos y los preliminares.
11. Penetrar muy despacio la primera vez, lentamente, sintiendo el momento, mirándose a los ojos, conscientes.
12. Estimular todos los sentidos: tocar, oler, ver, escuchar y gustar. Toca los puntos eróticos de los pies a la cabeza, huele la piel y el olor particular de tu amante, mira sus movimientos de placer, escucha sus suspiros y palabras y besa todo su cuerpo.
13. Siente que cuando realizas el sexo inteligente estás adentrándote con la misma concentración, confianza y atención que un deportista de élite o como un músico en un recital. Eres un artista del amor, mantén encendida esa sensibilidad y conexión con lo que haces.
14. Realiza a diario los ejercicios del método de sexo alquímico en solitario.

La ciencia sexual

Dentro del legado que han dejado a la humanidad los antiguos sabios de todos los tiempos, la India nos ha brindado la ciencia del tantra. Poco a poco cada vez más conocido en Occidente, el tantra es una ciencia existencial que incluye la sexualidad espiritual como un elemento importante en la elevación y el florecimiento de una persona.

Es un descubrimiento surgido cinco milenios atrás. Tantra significa tejido y trama para expandir nuestra alma hacia la unión con el alma universal. Busca expandir nuestro ser interior mediante un tributo a la sexualidad de manera mística y práctica. La energía sexual tiene el poder de elevarnos y transformarnos por medios artísticos, yóguicos, meditativos y creativos, ya que viaja directo por la sangre, las células, los meridianos y los chakras.

El deseo de vida latente florece en el corazón de cada uno de la misma forma que una semilla se transforma en planta o árbol. El deseo es un puente de conocimiento y un hilo eléctrico que genera la electricidad en los amantes.

Sin ninguna interferencia, bloqueos o corazas que impiden que el flujo energético circule con normalidad para darnos claridad, intuición, placer y conciencia, nos eleva hacia una tierra alta, hacia donde no puede alcanzarnos ningún sentimiento bajo y ninguna complicación emocional. La elevación energética que produce la sexualidad tántrica alquímica nos brinda una mirada desde las cumbres de la conciencia.

La energía sexual se transforma en nuestra madre, nuestra protección, nuestro motor y canal de diversas alegrías e inspiraciones. Con el cuidado de una madre hacia sus hijos, la energía sexual, como madre universal de vida, nos envuelve en un manto de luz interior.

Lo que puedes sentir es intensidad, plenitud, fluidez, un estado orgásmico no sólo en el acto sexual sino en tu vida cotidiana, porque tus ojos se llenan de claridad, visión, celebración al encender la dínamo interna.

Durante más de cinco mil años, el linaje de maestros tántricos hemos investigado y desarrollado prácticas energéticas para crear una sinfonía en la conciencia individual. Y esta música es producto de tu sentir, actuar y pensar en armonía con el cosmos, con la unión de las energías femeninas-masculinas, en conexión con el *big bang* original.

No hay razón para sufrir, ni para sentir que los demás te perjudican, si tienes una vía directa con la fuente creativa de la vida. La sexualidad es uno de los mundos que más pueden explorarse en nuestra existencia.

El tantra es ciencia y un arte para saber vivir. Al no ser una religión sino un camino espiritual de seres libres, se apoya en una libertad individual absoluta donde no hay condicionamientos sino una visión holística y trascendente. El tantra acepta y afirma el deseo, sea cual sea. Enfatiza en vivir desde el movimiento constante, la alegría y con una sexualidad integral, espiritual, divertida, renovada y profunda que se transforma en un signo de fuego que se lleva en los ojos, las manos, la piel; y también en los sentimientos y pensamientos.

El tantra hace que dejes de ser un extraño para la vida y te conviertas en hacedor, en cocreador como un canal de luz. La electricidad sexual se utiliza para la iluminación espiritual, que es el objetivo supremo del tantra.

Tantra es aquello que libera de la oscuridad y aporta luz y claridad. Las prácticas espirituales centradas alrededor de la meditación se esfuerzan por despojar la niebla del egocentrismo, la represión, la vergüenza injustificada y la estrechez mental que envuelve y anula las potencialidades infinitas del corazón y la mente humana.

Las características más marcadas del tantra son su perspectiva profundamente positiva del universo y el cuerpo humano, así como su comprensiva aceptación del mundo fenomenal y del deseo como expresión de la conciencia infinita.

Al tener la perspectiva de que toda existencia surge de una misma conciencia infinita, el principio del tantra es que cada individuo, al penetrar el núcleo de su propia conciencia, es capaz experimentar la unidad de todas las cosas y trascender la percepción sensorial con su perspectiva divisionaria del mundo relativo. El tantra no divide, integra. Y para integrar, resta. Quita lo que no sirve, resta pesos mentales, cadenas emocionales, traumas físicos. La meta máxima del tantra consiste en la unión con la conciencia absoluta, un estado más allá del inhibidor ego y su fragmentación de la realidad.

Como maestro tántrico desde 1991 con certificaciones de la India, he dado incontables cursos y conferencias en América y Europa, y también formado profesores en esta disciplina, lo que me permite compartir la experiencia dentro del campo sexual y la búsqueda espiritual. Por ello, uno de mis objetivos es compartir algunas de las técnicas y los conocimientos adquiridos en mis años de experiencia, en este libro.

Electricidad sexual

De la misma forma que en la corriente eléctrica dos cables van paralelos, uno macho y uno hembra, para que aprietes el botón y se encienda la lamparilla, la alquimia sexual hace lo mismo con un cuerpo femenino y uno masculino, para encender la luz de tu interior.

El tantra tiene un arma muy poderosa a nivel profundo, la elevación y canalización de lo que se conoce como energía kundalini, la energía vital que proporciona electricidad sexual y espiritual al mismo tiempo. ¿Cómo funciona? El primer peldaño es a nivel energético: poseemos siete centros de energía distribuidos por la columna, que tienen una cantidad ilimitada de poder y energía. Estos chakras o círculos energéticos funcionan como ruedas que crean una vibración personal. ¿Nunca te ha pasado que alguien te atraiga, mientras que otro te repele? Los chakras, si tienen buena actividad, vibran en armonía con todo el universo. ¿No has pensado que los planetas son ruedas de un puente solar que integra un cuerpo mucho más grande? ¿Has escuchado la máxima del *Kybalion*: "Como es arriba es abajo"? Somos una réplica energética similar al sistema solar, con estrellas como células, con planetas como chakras, con la sangre como lo que la ciencia llama "el campo", "el holograma" o lo que los místicos mencionan como el "océano de vida".

La electricidad que se produce a nivel energético gracias a la práctica de la sexualidad alquímica y conducida permite que emitamos un nivel de luz que vibra con la perfección. Esta electricidad se potencia usando la alquimia sexual para que aprendamos mediante la respiración, los ritmos, las diferentes posturas y el estado meditativo de la mente al sublimar esta energía como un orgasmo completo en todo el cuerpo sin que se pierda vitalidad ni magnetismo. Esta corriente vital queda emitiéndose en el cuerpo energético y astral lo que provocará que generes más atracción hacia el universo y la gente. Te dirán: "¡Qué bien te ves! ¿Qué estás haciendo?" Diles que estás haciendo experimentos con tu energía sexual. En seguida tendrás la atención de todo el mundo y seguramente algunas amistades se reirán (¡aunque muchos querrán que les enseñes!), pero la gente necesita conocer profundamente el secreto de la energía sexual y su uso espiritual. Ten cuidado porque no todos están preparados para recibir información relacionada con la sexualidad, no te expongas si ves que la semilla no caerá en tierra firme, pero en general la mayoría estará abierta a aprender.

La electricidad sexual funciona de la misma manera que la electricidad de tu casa. Ilumina todo tu interior, genera luz, emite energía y calor. El objetivo de generar esta electricidad es afinar la vibración personal. Cuanto más alta es la vibración de tu cuerpo y tu mente, estás más en sintonía con la vibración universal que es perfecta, ordenada, inteligente. Las cosas te comenzarán a suceder de otra manera. Despertarás espiritualmente, vivirás cada situación con una nueva perspectiva, casi siempre comprendiendo las causas, entenderás la vida como una escuela donde las cosas importantes y tu escala de valores incluirá lo que sientes, tu creatividad, tu gente amada, tu trabajo, tu placer, tus sueños...

Los trabajos de Willhem Reich, por ejemplo, eran revolucionarios respecto a la energía sexual aplicada a la sanación. Él ponía a parejas a hacer el amor durante mucho tiempo en una habitación en forma de cúpula. Luego cambiaban y venían otras y otras a realizar el acto sexual. Reich buscaba generar bioelectricidad en el ambiente, a lo que llamaba *biones*, los conductores de la vida, el *orgón*. Después colocaba personas enfermas o con problemas energéticos: al recibir la energía que flotaba en el ambiente de forma casi inmediata sanaban. Esto generó la oposición de los científicos ortodoxos y un revuelo en la comunidad científica. Más tarde Reich fue perseguido y encarcelado. ¿Imaginas lo que sucedería si la gente sanara por absorber la energía de vida y no por la ingesta de fármacos?

Hace milenios en Oriente, especialmente en la India y China, se recomendaba hacer el amor como medicina para el cuerpo y el alma. Las células, los órganos y todos los sistemas del cuerpo comienzan a vibrar dentro de la armonía cósmica, la homeostasis general. ¡Es que el sexo es pura vida!

La unión entre femenino-masculino, magnético-eléctrico genera una fuerza que polariza la atmósfera circundante. Un médico de California llamado Rudolph von Urban investigó este hecho al enterarse de un curioso incidente de una joven pareja que fue a su consulta. Dijeron que estaban desnudos en un sillón en estrecho contacto y acariciándose hacía una hora o más. La habitación estaba completamente oscura (lo cual para el tantra no es recomendable). No consumaban la unión, sólo jugaban con los cuerpos. Cuando la pareja se separó y se pusieron de pie, el hombre quedó asombrado al ver a su esposa rodeada de una corona de luz mística de un color azul verdoso. Lentamente el marido tendió la mano hacia su esposa. Cuando su mano abierta se encontraba a unos dos centímetros de los senos de ella, explotó entre ambos una chispa eléctrica que les produjo dolor. Con este extraño incidente el doctor von Urban comenzó sus investigaciones sobre las corrientes eléctricas de los cuerpos en el acto sexual.

Este nuevo agregado a tu vida cotidiana, producto de un enorme estímulo a tu sexualidad, hará que los chakras giren a mayor velocidad y que tus impulsos eléctricos fluyan todo el tiempo. La fórmula es no gastar la energía, sino todo lo contrario, realizar el acto sexual sin reprimirlo, pero aumentando en duración de tiempo y en el ritmo, evitando llegar rápidamente al final.

Sexo con alquimia

La conclusión del acto sexual alquímico y del acto común son diferentes. Porque al finalizar un acto sexual alquímico, entre otras cosas, realizas una meditación para quedarte con la enorme energía que se ha movilizado. En el acto común, normalmente se produce una dualidad muy marcada. Los amantes se separan. Uno fuma, el otro va al baño. O bien, en el mejor de los casos, comentan lo bueno o lo flojo que estuvo. Pero hay una separación. El deseo fue satisfecho y se desvaneció.

En la sexualidad alquímica, al inicio, al medio y al final del encuentro sexual, podemos meditar para encauzar la energía por los chakras. Esto produce enormes beneficios. Por un lado, se suspende la urgencia por eyacular en el hombre, se amplía la conciencia teniendo un panorama interior más placentero, pacífico y consciente, el poder del deseo aumenta enormemente y lo diriges, se potencia el vínculo despertando cada vez más la conciencia de unidad donde no hay dos amantes, sino una energía circular amorosa jugando consigo misma.

¿Por qué lo llamo alquimia sexual? Porque aplicas el axioma energético antiguo que dice: "La energía sigue a lo que piensas." Allí donde piensas va la energía. Y esto funciona en todos los órdenes de la vida. Sexualidad y pensamiento pueden ir juntos. Pensamiento y acción también. ¿Has observado que sólo con pensar en alguien que deseas sexualmente tienes una erección? ¿Has observado que si piensas en el hombre de tus sueños tu sexo se humedece, tu piel vibra, tus pezones se endurecen e inhalas más profundamente?

Es importante saber que en el sexo los pensamientos se suspenden. Primero la intención, luego la entrega y por último la suspensión de pensamientos.

En mis viajes por México y Grecia, he investigado que tanto los mayas antiguos como los sabios griegos, tenían muy en claro la relación entre sexo-meditación-espiritualidad-divinidad.

Permitían que el poder sexual se canalizara hacia obras creativas. ¿Conoces los monumentos, la filosofía, los textos, los avances en matemáticas, astronomía, genética, metafísica y mística heredados por los pueblos antigüos? Eso es la creatividad en su máxima potencia, es Dios creando a través de los hombres. Estas culturas sabían que, sin distracciones externas, consagrando la vida al placer, al estudio del universo, al conocimiento interior y la sabiduría, al uso libre y espiritual del sexo, producían inimitables obras artísticas dentro de la literatura, la escultura, la ciencia, la arquitectura y la pintura.

Dentro de cada quien hay un dios y una diosa dormidos que esperan despertar. Si potencias el poder del sexo junto a la meditación y la inteligencia de forma creativa, verás qué sucede. ¡Serás como polen para las abejas!

Cuando usamos el pensamiento y conducimos la energía sexual, durante el acto o en solitario, podemos imprimir energía a ese proyecto o pensamiento que tenemos en mente. Al aplicarlo en lo cotidiano, se transforma la manera de ver la vida, sentir, trabajar, confiar y explorar la propia capacidad amorosa.

Y quizá dirás: muéstrame alguna prueba. Obvio que por sus frutos se conoce al árbol y es bueno que el autor comparta algunas de sus experiencias. Puedo afirmar que la energía sexual canalizada despierta en mí una creatividad enorme. El día a día es una hermosa aventura. Tengo más deseo, más conciencia, más alegría, más imaginación, más prana, atraigo hacia mí lo que deseo. Una danza corre en mi interior como algo natural. He despertado mi creatividad, la capacidad amorosa y la sensibilidad volcándola en mis conferencias y cursos como maestro tántrico y escritor. Me han editado 22 libros, muchos de los cuales son *bestsellers* y se han traducido a más de doce idiomas con gran éxito. Siento un poder extra dentro de mí que fluye sin cesar, producto del trabajo con la energía sexual.

Actualmente existe un gran interés en el sexo alquímico tántrico y es positivo que despertemos a una realidad más profunda con el sexo. Te invito a que lo pongas en práctica, que te des al menos 21 días de trabajo con la energía sexual en tu cuerpo para sentir los efectos que explico. Quizá en ti se manifieste de otra forma primero, o quizá se potencie si ya la estás canalizando. La energía es consciente y sabe qué puertas abrir en cada persona.

Soltar la vieja fórmula

La pregunta que te hago es: ¿has obtenido algo más que satisfacción del deseo a través de actos sexuales donde lo único que interesaba era la descarga de una tensión o la realización de la atracción? ¿Quedabas con el deseo intacto o el deseo desaparecía?

Muchas veces vivimos historias superficiales. Un poco de atracción y a la cama. No está mal, no es condenable, al contrario. El problema es que no profundizamos, no buscamos la conexión más profunda, más íntima, más intensa. Las parejas tampoco suelen juntarse para realizar un ritual sexual. Es tan sólo el puro llamado del instinto y las hormonas. Si a esa atracción inicial anexamos el acto sexual como un ritual para elevarnos interiormente, despertar nuestra creatividad, amar más plenamente, ser más libres y sentirnos llenos, ganaremos mucho. Pero, o bien la mujer exige más atención después y el hombre no quiere eso, o viceversa. También están quienes constituyen una pareja pero no reciclan su combustible para producir la alquimia sexual y tarde o temprano, después de excesivas eyaculaciones y repetidos actos sexuales, el deseo se esfuma. Entonces, o bien uno de los dos tiene uno o varios amantes fuera de la relación, o continúan por costumbre o miedo. Si no recargamos el deseo sexual, termina su impulso.

Recuerda que la palabra amor significa lo que lleva más allá de la muerte a-*mort*; (a) negativo (*mort*) muerte. Y lo contrario, el temor (te-*mort*) es ¡lo que te aproxima a la muerte!

La alquimia sexual sucede cuando hacemos el amor y el sexo se vuelve la materia prima de nuestra transformación. El barro que fabrica la obra, el mármol que perpetúa el monumento. Tú tienes que crear la obra de arte, tú posees las piezas, el material, el combustible y el ingenio. Sólo hay que despertar y hacerlo funcionar. Porque todos los grandes empeños de las religiones han sido hacer olvidar al ser humano que es un ser de luz, un ser galáctico, un *homo* universal, una partícula del cosmos.

El tantra está muy alejado de venenos de culpa, automortificación o vejaciones; es un antídoto, una vía natural, libre, responsable, divertida y profunda. Usa la inteligencia a todos los niveles. Al nivel del cuerpo y su uso, al nivel emocional y al nivel espiritual, sin que la mente con sus programas antiguos interfiera; al contrario, los vamos borrando igual que los virus en una computadora.

El tantra es un camino de luz desde hace milenios creado por dioses, artistas, amantes de la vida. Una persona no puede quejarse si no tiene resultados al seguir la misma fórmula inconsciente. Si es que no has obtenido más que satisfacción y luego vacío en relaciones esporádicas o en vínculos largos con sexo rutinario y sin sorpresa, hay otra puerta, existe una vía nueva que promete extenderse como néctar entre las flores. Porque la gente quiere saber, investigar, probar. La mayoría de las revistas en los kioscos tiene un artículo sobre sexo. Todo el mundo está explorando, dejando sus viejas costumbres, o al menos intentándolo.

El programa de sexualidad alquímica es novedoso, amplio, envolvente, espiritual. Puedes ir mucho más lejos, quedarte con la energía del sexo, haciéndolo, gozándolo, pero sobre todo cambiando los entreactos y el final. Puedes meditar para que la energía sexual que se despierta en los amantes vaya directo a los chakras, a la corona en lo alto de la cabeza, y luego como una lluvia de luz por todo el cuerpo. Esto produce electricidad y creatividad y... ¡aumento del amor! Hay muchas cosas por realizar conforme se avanza en la práctica. De la misma forma que un atleta gana musculatura y resistencia con los entrenamientos, un amante tántrico que practica la alquimia sexual acabará por ganar el premio de la felicidad existencial.

Y hay muchas técnicas y conocimientos, hay diversos secretos sexuales que conocer para entender el deseo. Satisfacer el deseo no es la meta máxima, hay más; lo satisfaces, lo transformas y lo trasciendes. Al sentirlo se comprende plenamente, ya que el camino tántrico es un camino donde experimentar es conocer, no hay más conocimiento que lo que vivenciamos. Pero antes de llegar a los conocimientos profundos tenemos que aprender muchas cosas.

¿Qué tienes que aprender?

En momentos de nuestro camino personal nos preguntamos sobre "el sentido de la vida": cuál es nuestra misión, destino, don y sentido de vivir. Muchos tratados filosóficos han desarrollado este tema. Alrededor de él ha girado una órbita de curiosidad existencial a lo largo de la historia. Claro, el sentido visible del sexo es la reproducción. Pero, ¿cuál es el sentido espiritual del sexo?

Primero me gustaría citar un párrafo de Krishnamurti, un ser iluminado de gran sabiduría, que dijo respecto al sentido de la vida: "Vivimos pero no sabemos por qué. Para muchos de nosotros, la vida no tiene sentido. ¿Alguien puede decirnos la razón de existir y el objetivo de nuestras vidas? ¿De qué sirve preguntarnos cuál es el sentido de la vida? ¿La vida tiene un sentido? ¿Un objetivo? Si afirmara que el objetivo y el sentido es vivir, ¿mentiría? ¿Para qué queremos más? Porque nuestra vida cotidiana es tan insignificante que nos decimos: 'Debe tener otro sentido'. Pero el hombre que vive la riqueza de la vida, que ve las cosas como son, se contenta con lo que tiene, no está confuso, lo tiene todo muy claro y por eso no se pregunta qué sentido tiene la vida. Para él, el simple hecho de vivir es el principio y el fin."

Asombroso, ¿no? ¡El sentido de la vida es vivirla! Pero, claro, si una persona está llena de miedos, condiciones, confusiones, límites y que acarrea sus experiencias negativas del pasado sin querer vivir las nuevas, quien tiene tabúes, críticas y moralismo... ¡no vivirá nunca!

El sentido de la vida lo pones tú mismo. Pero si no entras al terreno sexual con el sigilo de un tigre, te perderás el motor mismo que puede revelarte al oído el misterio de la máxima unión, de la conexión completa a nivel físico y espiritual donde puedes ser uno y lo mismo. La misma esencia, el mismo fuego, la misma llama. Normalmente las llamas se disuelven luego del acto sexual tradicional, vuelven a ser una llama por separado, quizá con el tiempo esa llama decrece, decae y uno comienza a vivir al mínimo. Si los pasos alquímicos-sexuales se llevan a cabo con éxito, la llama aumenta y quema todo lo negativo y los límites mentales de una persona para aclarar su panorama interior. El fuego sexual usado con sabiduría quema muchas capas de ignorancia.

El arte de vivir de manera plena y completa nuestra vida individual también tiene un capítulo importante en la vida sexual. Porque de allí puede nacer el primer escalón de una escalera espiritual. Utilizar el sexo como vehículo para que nos lleve más alto, a niveles más profundos de nuestro ser donde conocemos el amor y la creación.

Recuerda que...

- El sexo es un peldaño del camino espiritual.
- El sexo es sagrado o profano, dependiendo de tu actitud interior.
- El sentido de la vida es vivirla plena, amorosa y creativamente.

- La alquimia sexual se volcará a tu favor en otros planos de la vida.
- Tu cuerpo debe ser cuidado en todos los niveles: alimentación, descanso y ejercicio.
- No hay división entre el cuerpo y el espíritu, eres un ser sexual y espiritual sin divisiones.
- Toda carga moral y condicionamiento de la mente no te pertenece.
- Una persona libre es quien siente lo que hace, dice y piensa, y que no arrastra su pasado como peso sino como sabiduría.
- El sexo biológico existe para procrear nuevos seres. El sexo alquímico para generar nuevos renacimientos interiores.
- El acto sexual es una meditación sobre el fuego de la vida.
- El sexo te lleva al verdadero lenguaje de la existencia: el placer y la conciencia.

Capítulo 2

LAS PREGUNTAS SECRETAS DEL SEXO

La juventud es un estado del alma

Durante siglos hemos formulado preguntas sin respuesta o con respuestas antinaturales con relación al sexo. Los educadores, los ministros religiosos y muchos de los habitantes del mundo, creemos viejos tópicos. Nos movemos a veces por resortes psicológicos que ya no pueden seguir ocupando espacio en nuestra mente. El sexo tiene que ser un fenómeno natural, espiritual y evolutivo. A lo largo de mis cursos, consultas y conferencias, la gente hace preguntas, casi siempre muy tímidamente. Vamos a desarrollar las más frecuentes.

¿Por qué la humanidad perdió la inocencia sexual?

Las religiones han fabricado ese tabú, un tema prohibido. Pero cuando tienes conocimiento esa falsedad cae como una hoja. Y luego lo tomas con humor, aunque ese tabú ha sido nocivo para las personas generación tras generación. ¿Y por qué existe vergüenza con respecto al sexo? Al cubrir el sexo cubrimos lo que significa, le asignamos un velo psicológico y físico de ignorancia. Se adhiere a la mente un condicionamiento especial con esa parte del cuerpo. ¿Qué tiene de distinto con las manos, la cara o la nariz? ¿Por qué es un tabú, algo prohibido, algo que ocultar? Porque las manos o la nariz no pueden reproducir un nuevo ser, ni tampoco son el motor de la transformación interior. ¿Te has preguntado con qué sostenían las hojas que cubrían su sexo los primeros humanos? Las imágenes religiosas muestran una hoja, colgada de la nada, que cubre el sexo…

¿Acaso todo ser humano no sale del testículo de su padre, viaja por el pene, sale y llega a la vagina de la madre buscando el óvulo? ¿No recuerdas el viaje? Tú también lo hiciste.

Si reprimes el motor, el coche no funciona. Y quienes controlan las religiones no han querido que conduzcas tu coche existencial-sexual-espiritual con completa libertad porque serías indomable, libre, unido directamente a la vida, al cosmos, a Dios.

El tabú caló tan hondo que nos vestimos con dos piezas para dividir el cuerpo en lo alto y lo bajo. El pantalón cubre la parte baja hasta la cintura y luego la camiseta en la parte alta. No es una túnica ("tu única") prenda como se usaba antes, la túnica es unidad o la desnudez misma. Y no digo que hay que ir desnudo por la calle o con túnica, sino que ha habido división en el cuerpo desde lo más visible como es la vestimenta, hasta lo más invisible como son las ideas.

El sexo ha sido tabú (y aún lo es hoy aunque en menor grado) porque hemos dejado que otros nos digan mentiras sin saber el verdadero origen del sexo y su significado espiritual.

¿Existe un momento adecuado para estar soltero o en pareja?

Lo primero que necesitas hacer es el amor contigo mismo. Tenemos que ser amorosos con nuestra vida, energía, cuerpo, deseos y creatividad. Si un cuerpo está sano y vital, si prácticas yoga, *footing*, danza, meditación o ejercicio físico y, fundamentalmente, técnicas respiratorias, aumentará el deseo sexual y tu nivel de energía general. Si no tienes pareja, el deseo debe crecer igual, porque al trabajar con tu energía sexual a tu favor, permitiendo que despierte, comenzarás a generar un magnetismo que se desprende de tu campo energético. Además del cuerpo físico hay una capa energética que lo recubre y le da el ánima, el encendido vital. Al tener la sexualidad despierta y canalizada (que no es lo mismo que solamente despierta), es probable que mucha gente se sienta atraída por ti, sobre todo por la energía que emites. La atracción, además de ser física es un fenómeno energético: una persona te atrae o te repele muchas veces por la vibración y frecuencia de su energía, por lo que hay en su interior, lo que puedes percibir. Tenemos la facultad de percibir a la gente por su vibración, no sólo por lo que hace, como se ve o lo que tiene.

Si realizas las prácticas que te propongo en esta obra es probable que (como mucha gente que me escribe) no sólo encuentres pareja (si es que lo quieres), sino que te sentirás en plenitud y con muchos cambios en varios niveles.

Danza desnudo, medita, toca todo tu cuerpo con aceites esenciales, haz yoga, sal a correr, hazte automasaje, practica técnicas de respiración, realiza el ritual del andrógino tocando tu cuerpo para excitarlo sexualmente, potencia tu energía y cambia el rumbo a tu mente, centra tu intención para que la vida te envíe a las personas que necesitas para tu evolución.

¿Atracción, sexo, deseo y amor son lo mismo?

Muchas religiones sentencian que no se debe tener sexo sino hasta después del casamiento. Imagínate que a un deportista que nunca hizo prácticas atléticas ni entrenamientos desde que nació hasta, digamos, los 30 o 35 años, de pronto le dices: "Han llegado las Olimpíadas. Ve a jugar, compite a alto nivel y gana." ¡Imposible! No podemos pedirle a alguien que nunca se ha entrenado físicamente que gane un maratón, un torneo de tenis o cualquier competencia deportiva. De la misma forma, no podemos ser expertos en el terreno sexual y el amor si no hemos practicado con alguien durante los años previos al matrimonio. Ahora quizá te rías y casi nadie hace caso a la locura de abstenerse del sexo antes del matrimonio, pero en la tradición musulmana, cristiana, hindú incluso la gitana, si no se comprobaba que la mujer era virgen en la noche de bodas, sucedía un drama con amenazas que podía desembocar en la muerte.

También se creyó que primero debe venir el amor y luego el sexo. El amor es consecuencia de que la energía sexual se ha elevado. Amor es elevación desde lo genital a lo humano. Del primer al cuarto chakra.

Al encender una fogata, primero verás chispas, luego llamas. El sexo son chispas energéticas que pueden generar el fuego del amor. Pueden crear llamas o quedarse sólo en chispas. Si usamos con sabiduría esas chispas y las encendemos apoyados en algunas técnicas, entonces crecerán más y más para crear el amor. El amor no es otra cosa que la conciencia expandida, la clara visión de las cosas. Ves la vida en colores porque ha detonado la bomba divina que llevas dentro. Mientras no hay amor no hay explosión de energía, creatividad, imaginación, intuición ni conciencia despierta. Sólo cuando estamos enamorados, de nosotros mismos primero y luego de otra persona, es cuando estamos realmente vivos. Antes de eso sólo estamos medio vivos, como una semilla con potencial pero sin germinar.

El amor le da música al silencio, alas a la mente, raíces a nuestro árbol existencial. El amor es la consecuencia del sexo elevado. Hablo del amor de pareja porque para el amor filial y universal no es necesario el sexo.

El sexo puede ser el trampolín para sentir que viajamos desde el primer chakra, en la zona genital, hacia el cuarto, en el centro del pecho: allí despierta el amor.

Es posible que primero haya atracción, gusto, deseo, sexo, placer, intimidad, alquimia y luego nazca el amor a través del viaje de exploración. Entra consciente en la intimidad, la ternura, las risas, la compenetración energética, el juego, la complicidad, el compañerismo, la confianza, la entrega, las vivencias... así surge aquello puro que llamamos amor.

¿El amor llena o vacía?

Sentimos en lo más profundo un anhelo de unidad a través del sexo, ser un andrógino, conectarnos con la unidad existencial. Si nos involucramos con alguien para un acto sexual ocasional sin experimentar profundidad, es probable que surja el sentimiento de vacío porque tenemos menos energía que antes. Hay división, dualidad. La palabra sexo significa cortar o dividir, viene del latín *sectus*. La unidad que puede llegar a través del sexo no se produce si no hay una profunda compenetración o si no se usan algunas técnicas para lograrlo. No hace falta que exista sentimiento (si lo hay mucho mejor), pero si conoces a alguien con quien deseas tener sexo, es importante que se incluyan las técnicas para guiar la energía sexual hacia las cimas de la energía-conciencia, porque de la otra forma sólo se experimentará satisfacción instintiva y, luego, sentimientos de pérdida y vacío.

Al no existir una comunión profunda, íntima, fluida, sólo se da el contacto de los cuerpos, y después del contacto viene la dualidad con más fuerza, generando la sensación de vacío y soledad. Puedes tener unos minutos de placer, pero el vacío que sigue es como una ola fría que arrastra las huellas del placer. El amor llena.

Anexa a tu sexualidad la meditación, la respiración alquímica y un ritmo suave y lento, así fabricarás energía y te dará la plenitud.

¿El hombre puede tener orgasmos sin eyacular? ¿Cómo se evita la eyaculación precoz?

Éstas han sido dos de las preguntas más frecuentes cuando me han invitado a participar en programas de televisión. Creo que sucede porque el hombre no puede gobernar su instinto a voluntad. Y la mayoría de las mujeres pide al hombre la eyaculación casi como un trofeo, pensando que si no eyacula no tiene placer. Abordaremos la eyaculación precoz desde varios ángulos. Primeramente, comienza por eyacular de manera consciente, dándote permiso para hacerlo sin sentirte culpable, unas dos o tres veces, lo más seguido posible. Vacíate de la ansiedad de sentir "No puedo contener la eyaculación." Durante dos o tres veces cuando hagas el amor (de preferencia dos días seguidos), dile a tu pareja que eyacularás a voluntad. Tú lo decides. Primero tienes que darte permiso para eyacular, luego vendrá el permiso para no eyacular.

Después, practica fuera del acto sexual, cuando estés solo, alguna danza dinámica desnudo, respiración profunda y al menos doce posturas de yoga. Esto hará que tu energía se descentralice de la zona sexual y comience a circular por todo el cuerpo. Hazlo a diario. El problema de la eyaculación precoz surge por tener tensión en la mente y en la zona genital y poco poder de voluntad, así como también desconocimiento de los músculos del amor.

Añade el ejercicio de ir a hacer pipí a chorritos. Orina y corta varias veces con la fuerza del músculo pubococcígeo, que se encuentra entre el pubis y el coxis. Puedes sentirlo con la mano. Ese músculo debe estar duro y responder a tus órdenes, porque es el músculo que se contrae repetidas veces cuando eyaculas.

Once pasos para gobernar la eyaculación

1. Dominar la respiración profunda y suave.
2. Practicar en solitario, tocando el cuerpo sin llegar a eyacular, deteniéndote en el punto en que la excitación crece, respirar profundo y visualizar el conducto central de la columna, la energía color dorada subiendo desde el sexo hacia el corazón y de allí al cerebro.
3. Realizar el acto sexual con suavidad y, al inicio, a un ritmo lento.
4. Al principio, el hombre tiene que estar de pie y la mujer sobre una mesa, en esta postura tienes más conexión global con tu cuerpo sin tensión en la zona sexual.
5. Danzar diariamente, esto hará que tu energía viaje por todo el cuerpo.
6. No sobreexcitar el lingam, el órgano sexual masculino.
7. Estimular todos los puntos erógenos del cuerpo.
8. Pedir a tu compañera que se adapte a los ritmos.
9. Mentalizarte en que el acto sexual durará mucho tiempo. Al menos una hora.
10. Una vez que hay penetración quedarte en la postura del *yab-yum*: la mujer sobre el hombre sentados pecho a pecho en un abrazo sin movimiento. Respirar al unísono varios minutos. En el caso de personas del mismo sexo, uno desempeñará el rol femenino y el otro, el masculino.
11. Detenerse cada veinte o 40 minutos para luego continuar.

Estos pasos te ayudarán para crear la primera base del método de alquimia sexual. No te desanimes, es una práctica saludable, excitante, misteriosa. Festeja tus avances por pequeños que te parezcan.

Permite que todo tu cuerpo se funda con el de tu amada. Siente que eres la representación de todos los hombres en tu ser. Ama más como un dios que como un mortal. Olvídate de tu ego, eres pura energía sexual y espiritual en movimiento. Presta atención a las caricias, al placer, a la comunicación sin palabras.

¿Orgasmo masculino sin eyaculación?

¿Y cómo tener orgasmos sin eyacular? Esto sucederá cuando sientas el cuerpo más holísticamente y cuando lo recargues de energía a través de la práctica diaria. La prolongación del acto sexual, las danzas, el yoga, la meditación, la armonía de los chakras, una buena alimentación y los masajes harán que tu nivel vibratorio ascienda enormemente. Recuerda que si dices "No tengo tiempo" en automático estás colocando el amor por debajo de todo lo demás. Dedícate: hay que estimular los pezones en el cuerpo masculino, respirar profundo, silenciar la mente. Un orgasmo es una implosión de energía global en todo el cuerpo. Si no tienes esa energía no sucederá nada. Tienes que construirla, acumularla. Y llegará a ti por sorpresa, cuando subas a la cima más alta del placer te desbordará y no podrás contenerlo, se derramará por toda la piel. En el orgasmo sin eyaculación, las sensaciones son similares a una descarga eléctrica, todo tu ser se electrifica y vibra. En esos momentos tienes que respirar muy hondo para que continúe.

El secreto de prolongar un orgasmo tanto para hombres como para mujeres es hacer respiraciones profundas imaginando que la energía sube desde la zona genital por la columna hacia la cabeza. Como si fuese una lluvia de luz por los cien billones de células. Al principio es una técnica, luego se transforma en un hábito sin que prestes atención a la técnica. Sentirás que es tan natural como respirar o caminar, y pasado un tiempo de práctica lo harás sin pensar.

¿La mujer es más poderosa sexualmente?

La mujer despierta y liberada no sólo es más poderosa sexualmente, sino también en el conocimiento que tiene de sí misma y del mundo emocional. La mujer está conectada directamente con la vida, transporta vida. Es la diosa manifestada. Claro que no todas han llegado a descubrirlo. Pero en el terreno sexual y emocional, la mujer usa no sólo la inteligencia, también la intuición. Tiene una sabiduría ancestral en este campo. El hombre es más inteligente para la filosofía y la ciencia porque la parte más masculina del cuerpo es la cabeza y la femenina el pecho. Pensamiento y sentimiento, en ese orden. Cuando una mujer está bien con un hombre, generalmente no busca nada más, se dedica a construir en esa relación, profundiza. El hombre, por lo regular, debido a su instinto cazador siempre tiene la seducción y la conquista a flor de piel. No está bien ni mal, simplemente la naturaleza quiso que fuese así. La mujer, al tener los genitales dentro (ovarios), es más introvertida y conoce más su interior; el hombre, al tener los genitales fuera (testículos), siempre busca invadir, poseer, conquistar, desde territorios y naciones, hasta personas.

La alquimia sexual es más frecuente en la mujer porque conoce más su cuerpo, está más dedicada a él. Actualmente, muchos hombres también lo hacen, los llamados metrosexuales o metroemocionales. Es una evolución. El hombre tiene que viajar de ser machista primitivo a convertirse en el dios sensible y creativo que mora en su interior. De la misma manera, las mujeres tienen que dejar de competir entre ellas y sacar de sí mismas a la diosa íntegra que guardan.

Una mujer sabe que necesita un ritmo lento al inicio para encender su sexualidad, los besos, las caricias, los roces, las miradas. A la mujer se entra por el corazón y el oído, no por la vagina. Ellas tienen la puerta a su interior por la piel y el corazón.

Toda mujer no sólo es orgásmica, si no multiorgásmica: puede tener orgasmos en cantidad si no ha sido reprimida ni censurada. ¿Te parece natural que en países musulmanes se les haga llevar un velo para tapar su rostro? ¿Y de los ojos qué? Porque los ojos emiten tanta energía sexual como las manos y el resto del cuerpo. Cuando veo a una mujer con el velo, a propósito la miro directo a los ojos. ¡Olvidaron tapar lo más sexual! ¿Te parece normal que corten su clítoris? Esto es represión, abuso, moralidad venenosa. La mujer tiene que estar libre como un corcel que cabalga por el valle. Transporta belleza, magia, hechizo, dulzura, vida... Una mujer con liberación tiene más energía sexual y al hombre eso le beneficia porque se liberará del macho que pretende poseer y entonces aprenderá a amar y compartir los misterios del amor en armonía. De esta forma el círculo entre femenino y masculino surgirá con claridad.

¿Generación, degeneración o regeneración?

En la actualidad, el sexo se manifiesta de tres formas. Una es la generación: desde los albores de la humanidad la especie continúa su camino a través de un acto sexual, de la unión de una mujer y un hombre.

Luego del acto sexual, el espermatozoide masculino que llega a fecundar al óvulo femenino produce la gestación durante nueve meses dentro de un cuerpo femenino, hasta que el nuevo ser nace por la vagina de la madre o por cesárea. ¿Tan difícil era explicar esto antiguamente? La Iglesia ha insultado la inteligencia del hombre con estas tonterías de la cigüeña de París.

El segundo caso es triste. Hay degeneración del sexo por llevarlo en una mente infectada de deseos antinaturales. Masoquismo, sumisión, perversidad, pederastia... Aquí se degenera, toma un curso venenoso, turbio, oscuro, tenebroso. El éxito de la novela *Cincuenta sombras de Grey* indica que hay obsesión por el sexo sadomasoquista, el dolor y la sumisión. Estas prácticas no iluminan a nadie, son patologías mentales manifestadas por el cuerpo.

El tercer aspecto es la regeneración. Cuando la energía sexual puede regenerar tus células, tu energía vital, tu entusiasmo por la vida, tu deseo, tu potencia interna, tu espiritualidad. Puede regenerar tus miedos, límites, tabúes incorporados. Puede hacer una primavera en tu cuerpo. Regeneras tu ADN, tu esencia interna, tu poder personal. La regeneración científica viene marcada por la elevación de la energía sexual kundalini circulando por tus centros energéticos. A esta materia sexual no han llegado los educadores sexuales ni los sexólogos. Ahora la difusión es más amplia y se comparte, sin haberla explorado. Para hablar de regeneración a través de la energía sexual hay que experimentar con varias personas. El conocimiento sexual viene directo de la práctica, de la misma forma que el fortalecimiento de los músculos sucede por hacer ejercicio, nadie desarrolla su musculatura con sólo leer sobre fisico culturismo.

El sexo alquímico tántrico, la vía inteligente de la sexualidad, se conoce investigando en tu propio cuerpo primero, y luego en el de tu amante.

¿El sexo es el árbol de la vida?

En la ciencia del yoga tántrico se describe la columna como el árbol de la vida. Las raíces están en el primer chakra, en la zona sexual donde se ubica la energía sexual que el tantra llama kundalini, lo que Freud llamó libido. Aunque es sólo el primer estadio.

Esta energía de vida es el motor del cuerpo humano. Cuando se despierta por medio del estímulo corporal o mental, activa la sexualidad y se proyecta por conductos energéticos llamados *nadis* que están en todo tu cuerpo. Si la persona está iniciada en el trabajo sobre la energía y la espiritualidad, tendrá resultados inmediatos. En este caso, la iluminación interior se produce al llegar la kundalini a la corona. La energía sexual es una ola de placer, como una llama de vida. El trabajo para despertar al dios y la diosa que están en tu interior consiste en llevar el fuego hacia arriba.

Todas las tradiciones místicas han intentado llevar esta energía hacia su coronilla. Y si no te interesa llevarlo sino sólo mejorar tu sexualidad, igual te beneficiará ya que aumentará el deseo por tu amante, tu forma de expresión y tu sensibilidad.

Siempre ten en cuenta el molde energético que todo el mundo posee y que se extiende a lo largo de la columna a nivel energético, ubica tus siete chakras, los centros de energía que corresponden a la glándulas en el cuerpo físico. Estos chakras son ruedas energéticas que se mueven y proyectan deseos de vida. Al elevar la energía sexual, los chakras se recargan y obtienes energía extra para tener éxito en todos los planos de tu vida.

Desde tus células hasta tus centros vitales se llenan de luz, porque el núcleo de las células tiene luz y espacio vacío.

La energía sexual está para crear dentro de ti el camino de regreso a tu estado paradisíaco, la elevación de la conciencia, el retorno al estado de unidad original. Cuando la mujer y el hombre encienden este motor y lo dirigen por los conductos internos pueden aumentar enormemente la comunicación y la comunión entre ambos. Es el juego de las energías de vida. Lo femenino y lo masculino, el yin y el yang en armonía y profundidad, donde los egos personales se queman y disuelven en algo sin límites. Vamos avanzando para llegar al capítulo práctico donde abordaré las técnicas para elevar la kundalini.

¿Se puede potenciar el ADN con el sexo alquímico?

El código genético de la humanidad, el ADN, es la potencia que nos identifica como especie. Y es sorprendente que al energizar tu sexualidad puedes potenciar al máximo tu código genético, descubrir tus poderes ocultos, tus dones, las dotes que la vida te ha dado. Si has leído mis dos novelas *El secreto de Adán* y *El secreto de Eva*, verás cómo el sexólogo Adán Roussos logra sus objetivos de trascendencia mediante la aplicación del sexo alquímico y la física cuántica en medio de una vorágine evolutiva.

Aspira a tu evolución. Todo ser humano tiene un regalo que recoger de parte del universo. El gran regalo es el presente que nos da la vida, para vivirlo ahora mismo, de allí su palabra (presente-obsequio) lo tienes que devolver con tu producción y creatividad. Como aquella parábola de Jesús con los tres hombres a los que regaló semillas. Uno las guardó por miedo y no germinaron. Otro plantó algunas solamente porque no tuvo confianza. Y el último plantó todas y de ellas salieron árboles y nuevos frutos y semillas que reprodujeron el código genético de los árboles. De la misma forma, cada persona tiene que potenciar su ADN con su particularidad, individualidad y genialidad. La energía sexual potenciada activa tu genio interior. Te despierta, es el motor de la conciencia.

El sexo es un baile de energías, es el punto de contacto con la fuerza vital de la creación, además de una declaración de identidad en la realidad física.

El territorio sexual es como un gran bosque lleno de misterios. El sexo es vida: somos sexuales y no podemos evitar nuestros genitales; sin embargo, las creencias con respecto a la sexualidad quizá sean el origen de muchos conflictos en el ADN, en el mundo interno, y dan como resultando un bloqueo de la auténtica naturaleza espiritual. Las creencias subyacentes sobre el amor y el cuerpo pueden ser la causa principal de que se haya desactivado el potencial creativo del ADN.

Las relaciones sexuales no ocurren al azar; existen momentos en los que los encuentros sexuales pueden establecer un puente con las líneas del tiempo y aparecer relaciones amorosas simultáneas, u otras situaciones que necesitan soluciones de otras dimensiones. ¿No te ha ocurrido alguna vez que durante el acto sexual has creído "conocer" a tu pareja de otro tiempo, otro lugar y con otro aspecto físico?

La energía sexual también es una apertura kármica a tu personal línea del tiempo y especialmente durante estos tiempos de aceleración (en los que parece que se viven cientos de vidas a la vez), quizá atraigas gente de vidas pasadas para crear una experiencia específica con el único propósito de cerrar algún tema pendiente.

Al entrar en otro nivel de conciencia puedes reinterpretar eventos con mayor claridad y liberar bloqueos del ADN de la energía víctima-verdugo que te mantiene a ti y a otros en un patrón que gira sin cesar en torno al mismo tema, pero sin llegar jamás a un perdón que podría nutrir, sanar o cerrar la experiencia. Abraza el poder del sexo con el poder de tu ADN para sanar tu identidad espiritual-sexual.

Actualmente, es común que los medios de comunicación más duros utilicen el sexo como mercancía para dirigir tu atención diciendo que vas a ser más atractivo sexualmente si compras o haces aquello que te sugiere en ese momento. Sin embargo, el sexo sigue siendo una elección privada y personal.

Antes de que aprendas sobre el sexo alquímico y lo experimentes, debes saber que es uno de los misterios más importantes de la vida. El territorio sexual puede abarcar desde una parte de tu identidad fragmentada, aislada y llena de dolor a una parte extática, evolucionada, con una oportunidad de integración de la conciencia mental, física, emocional y espiritual.

En esencia, la energía sexual es una expresión personal de la energía primaria de vida que está almacenada en tu cuerpo; es la energía más vital que tienes a tu disposición para activar el ADN, debido a que es la expresión creativa más importante para vivir y vitalizar tu vida. Durante estos tiempos de transformación, la versión generalizada del sexo es extremadamente devaluada y a partir de ella se está comercializando la sexualidad en un intento nada sutil de apartar a las masas de los aspectos poderosos, iniciáticos, místicos, vigorosos, amorosos y edificantes de una unión sexual.

Mucha gente está muy asustada u obsesionada con respecto a sus genitales, y por ello se distancia de una de las experiencias espirituales mayores que puede vivir. Esto evita que tanto nosotros como el propio planeta disfrute de una verdadera abundancia de salud, riqueza, felicidad y paz.

De acuerdo con la alianza colectiva de la realidad de la tercera dimensión, todas las formas de vida que habitan en la naturaleza están programadas para procrear. Crear vida por medio de la expresión sexual imprime el código del ADN con una experiencia de percepción de cada generación, lo que construye y renueva los registros de la biblioteca viviente de la Tierra para evolucionar a una dimensión superior. Estamos compuestos de capas de energía conectadas con el ser espiritual que viaja por las diferentes realidades.

¿La vida tiene vibración sexual?

Si miras la naturaleza verás que los árboles hacen el amor con la tierra y el cielo, que los animales tienen sexo libremente: las flores tienen sexo, los peces procrean. Somos los únicos que tenemos problemas con el sexo. Y hay conflictos debido a una mala educación puritana, el sentido falso de la culpa, la prohibición del gozo como lengua corriente y universal, hay problemas por timidez, desconocimiento, moralidad, por años de represión.

La energía sexual amplifica la frecuencia en el campo de la existencia. Si mantienes una relación personal que te deja exhausto energéticamente y las peleas son continuas, lo mejor que pueden hacer es identificar conjuntamente el problema y resolverlo desde la raíz, después de haberlo reconocido como un símbolo y señal de bloqueos energéticos. Recuerda que el temor es la causa principal de que la energía se bloquee, y tu poder termina donde empieza el miedo.

Tienes que reconocer y ver qué funciona y qué no. Los asuntos tienen muchas capas de significado pero, al final, todo se reduce a cómo manejas la energía.

Cuando confías en tu naturaleza sexual, te abres a explorar un territorio rico en placeres sensuales y atraes a una persona que piensa lo mismo; además, los dos emitirán una frecuencia que refleja sus energías combinadas. Si tú y tu pareja consideran que una vida sexual alquímica es satisfactoria y que forma parte de una relación personal exitosa, entonces la exploración de la energía sexual aportará todas las lecciones y pruebas necesarias para que comprendas que el sexo abre las puertas de la conciencia espiritual, donde las cualidades del amor, la confianza, el respeto, la autonomía y la admiración mutua se ven incrementadas.

Desde la perspectiva del poder recuperado, el sexo es una diversión sagrada y maravillosamente divina; es una actividad natural que aporta vigor, estimula y ofrece placer mental, físico y emocional y, sobre todo, favorece la conexión con la mente cósmica. La expresión sexual es esencial para una salud radiante y el bienestar, sobre todo cuando existe autenticidad, confianza y amor, ya que supone una conexión personal con el cosmos y abre puertas que permiten vislumbrar los misterios sagrados.

Lo divino está en todas partes y no tienes que preguntar a nadie su paradero. ¡Sólo necesitas mirar a todos lados, no hay adentro y afuera! En realidad, todo está inmerso en ese océano de gozo. La vida celebra al amor y no nos damos cuenta.

Las emociones están a flor de piel en los seres vivos. Si toda la naturaleza está haciendo el amor, saborea el presente constantemente; si todo lo que está vivo se nutre con la otra polaridad como dice el *Kybalión* sobre la ley de atracción de los polos, ¿por qué el ser humano no lo hace? ¿Por qué estamos pensando más en lo que dirán los otros, en mantener una identidad falsa, y no saltamos de alegría y júbilo por gozar, amar y sentir? En algún punto nos hemos equivocado. Hemos dejado que un sinfín de ideas que van en contra de nuestra naturaleza esencial se instalen en la mente colectiva.

El centro del corazón, el centro de las emociones, se ha llenado con la culpa y no puedes gozar porque alguien culpable no goza, sino que condena, sacrifica, posterga, reprime.

La alquimia sexual te da nuevas alas, libertad, responsabilidad y juego. Vive la vida haciendo el amor lo más que puedas, consciente y espiritualmente. Ése es el significado de una sexualidad sana, renovada, mística y joven. Los parámetros represores de la sexualidad sólo nos traen confusión, bloqueo y deterioro. Tienes que crear un nuevo mundo sexual en tu vida, salvaje y suave, explosivo y también pacífico, espiritual y apasionado, consciente y científico.

¿Cómo renovar tu sexualidad?

Las relaciones no pueden darse por sentadas: "Ha jurado estar conmigo por el resto de su vida", una persona que piense eso se relaja un poco, deja la seducción y el interés muere. Total, piensas que siempre estará contigo, no se renueva el deseo y allí surge la posesión. Dejas de atenderte, dejas de seducir, se desgasta el inicio vibrante. Se consumen los fósforos de la atracción y una vez que se gastan debes quedarte con esa caja vacía. Allí comienzan las discusiones porque no se soportan más. ¿Y qué haces si surge el deseo por otras personas? ¿Si tu compromiso de fidelidad no es tan fuerte? ¿Lo reprimes o lo expresas? ¿Qué pasa si pierdes interés sexual con tu pareja y el otro no quiere encontrar soluciones? ¿Qué sucede si la rutina de "no tengo tiempo" se come tus intentos de elevación amorosa?

Dice Osho: "Las esposas están muy insatisfechas con sus maridos, no porque sus esposos no las amen, sino porque las aman equivocadamente. Ellos no piensan que la mujer es diferente, que su cuerpo responde de una manera distinta, opuesta a la propia. La gente no hace el amor por pasos. Dos personas están sentadas y de repente empiezan a hacer el amor. Es abrupto... y más aún para la mujer."

La intención de este capítulo ha sido recordar que hemos nacido para ser mejores amantes, mejores personas, más evolucionados y menos traumatizados. Que no necesitamos la dependencia emocional, sino la conciencia que nos eleva para acercarnos a la maestría en el arte del amor y el sexo.

Capítulo 3

SEXO, PLENITUD Y ESPIRITUALIDAD

El deseo

Éste es un mundo de deseos. En la India al deseo se le llama *kama*. Por ello, *Kama sutra*, significa la unión de *kama*: deseo, y *sutra*: sabiduría. Es un tratado antiguo de sabiduría del deseo.

No estamos acostumbrados a dejar que el deseo crezca. Que crezca tanto que te invada y expanda haciéndote perder los límites y las creencias. Queremos comer todo de golpe, deseamos todo de inmediato y rápido, o en su defecto, lo postergamos sin apuro, demorándonos y perdiendo tiempo de vida.

Si aprendemos a prolongar el deseo, esa fuerza motora vivifica en nosotros la claridad para concretar los demás deseos. Al prolongar a diario el deseo sexual, al mismo tiempo que lo disfrutas sin reprimirlo sino orientándolo a la elevación, tendrás más y más fuego sexual y claridad en tu ser.

La energía del deseo es la base de la existencia humana. Haces cosas por deseos. Deseas un viaje, una pareja, una casa, comer, vivir, ir a un concierto, leer un libro, tener sexo, crecer económicamente, adquirir conocimientos, ser reconocido...

El deseo en el terreno sexual es el punto clave en la unidad de los amantes. Si el deseo se desgasta, también decrecerá la atracción inicial. De la misma forma que si el deseo de trabajar en tal o cual actividad pierde entusiasmo, entonces viene el desánimo como una sombra. El deseo es un motor, un impulsor a la acción. Recuerda cuando conociste a tu pareja: ¿no sentías un deseo tan fuerte de ser uno que les quemaba? ¿Sentías que el otro era la otra columna del templo? ¿Percibías una fuerte atracción, deseo y hambre por la energía del otro? Si esa energía se realiza y se consume sin dirección, al cabo de uno, dos o diez años se esfuma. Si comprendemos que la naturaleza del deseo es que debemos alimentarlo, entonces elevaremos nuestra conciencia a través de él. "La naturaleza del deseo es permanecer insatisfecho", afirma un principio tántrico. Si deseas sexo, éste puede elevarte; si deseas conocimiento, éste puede elevarte; si deseas dinero, éste puede elevarte y darte tranquilidad; si deseas viajar, los viajes te pueden hacer crecer y dar una nueva visión. Todo lo que deseamos puede ser un elevador de la conciencia si lo aplicamos bien.

Y en el método de alquimia sexual que estoy desarrollando en esta obra, la alimentación del deseo viene marcada por las prácticas energéticas y, fundamentalmente, por dejarlo crecer.

De la dualidad a la unidad

Dijeron los personajes de Alejandro Dumas: "Todos para uno y uno para todos." El puente que une a una persona con otra, que interrelaciona a dos y los puede hacer sentir como uno, es el deseo. Un polo con otro se atraen a través del deseo. ¿Cómo no cuidar y acrecentar ese hilo de vida? ¿Cómo destruirlo rápidamente en una eyaculación prematura al cabo de unos minutos? El deseo es lo que nos da unidad con el otro. Es la fuerza mágica que irradian desde las células a la piel, por las feromonas, la serotonina y la química personal.

Es la atracción de ser uno, la añoranza de lo que Platón llamaba la búsqueda de la unidad primaria. Al principio hay dos amantes: en el sexo existe la posibilidad de ser una sola energía de vida circular que produce una comunión intensa que traspasa los límites de las personalidades hacia un contacto de las mismas esencias espirituales a través de los cuerpos.

Una sola llama de fuego, deseo y conciencia unificadas. La dualidad produce dolor, separación, sentimiento de pérdida, dependencia, celos. La unidad aporta seguridad en el amor, ¡porque nace de tu propia unidad contigo mismo! La unidad produce química, atracción constante, un mar que une ambas orillas. ¿Tú dirías que la Tierra está dividida por fronteras? Qué sucede si la observas desde lo profundo, ¿no verías desde el fondo de los océanos que las costas europeas están conectadas con las americanas? No vemos la unidad subterránea de las cosas. ¿Está separada la Ciudad de México de Cuernavaca o está unida por una misma carretera?

La sensación que tenemos es que estamos separados. Pero la distancia no separa sino que une por un camino más largo. Lo mismo pasa con los amantes y las relaciones. Hace años que no hablas con tu madre o tu hermana... ¿Crees que están separadas? ¿No será que están unidas por un cable emocional de rencores, enojos y resentimientos? ¿O por un amor indestructible? Toda separación es ilusoria. Si no podemos separarnos de una divinidad que está siempre presente (aunque no tengamos desarrollada la capacidad para maravillarnos en su percepción) y se manifiesta visiblemente en cada amanecer, atardecer, flores, árboles, humanos. Pero creemos que lo que vemos no es divino, no es producto de la unidad primaria. Todo está en sincronía. Todo está ligado. Todo está unido. La energía sexual canalizada y potenciada despierta esa faceta de percepción olvidada. Se dice que el nuevo cambio de la era energética traerá a los seres humanos la capacidad de percibir que el otro es otro igual a ti, la misma esencia.

El sexo, entendámoslo bien, al margen de los resortes moralistas y las costumbres conservadoras, es una puerta espiritual. La dualidad inicial de la pareja que se atrae sexual y energéticamente puede disolverse cuando comienza a realizarse el deseo sexual, sin prisas, con conciencia, jugando, deleitándose, prolongándolo, agigantando el contacto, respirando cada momento, cada toque, cada caricia, cada suspiro. Pero, ¿cómo lo hacemos?

Aplica la fuerza sexual

En los tiempos antiguos, incluso en la medicina anterior a Hipócrates, se practicaba una medicina que contemplaba la capacidad mágica de lo que no podemos ver pero que sí existe. Llamamos mágico al deseo que está entre dos seres pero que no vemos físicamente; llamamos mágico al amor, que se puede sentir y expresar pero no ver como algo tangible. Llamamos mágico a todo el universo porque está allí pero no podemos ver todas sus galaxias ilimitadas.

En cuanto al amor y el sexo, esa fuerza que nos une es mágica, y todo lo mágico requiere la conexión directa con la vida. Si la rutina, el cansancio, la represión y el desánimo hacen constantemente, día a día, una huella en nuestras relaciones, perdemos inevitablemente el vínculo mágico inicial. La magia sexual es la capacidad de imaginar, ordenar, guiar y canalizar nuestra energía a través del encuentro de los cuerpos. Esta fuerza vivificante puede emplearse para florecer y desarrollar fundamentalmente nuestra capacidad creativa, nuestra visión interior, nuestro contacto con lo supremo.

La magia (imaginación) sexual es parte del uso de la inteligencia. Usamos la vida para generar proyectos con vida, sentimientos con vida, emociones con vida.

La magia es el arte de manejar las energías universales y de la naturaleza mediante el uso de la imaginación para tener un resultado visible. Cuando hablamos de magia sexual, nos referimos a un conocimiento acerca del uso consciente de la energía sexual en nosotros, un manejo normalmente desconocido para el hombre cotidiano. Hay varias claves en esto y una es reconocer que somos producto del sexo. Una vez reconocido, iremos más allá, tratando de descubrir la relación íntima que existe entre sexualidad y éxtasis místico.

El goce sexual es espiritual, aunque nuestra cultura lo ha degradado a un simple acto reproductivo, mecánico, a veces con cierto placer genital y, en muy pocos casos, con un goce que va más allá de lo orgánico, que toca las emociones. Para un practicante de la alquimia sexual el sexo es arte, poesía, ritmo, música, éxtasis, arrobamiento, devoción, adoración, meditación, canalización, trasmutación, entrega. Y la clave está en el manejo de su energía sexual.

Dentro de esa compenetración con lo mágico y artístico, uno comienza a apreciar la belleza del cuerpo, como manifestación de la Madre Naturaleza, la eterna amante. Antiguamente, la magia sexual era enseñada en secreto, en los templos de iniciación y, según cuentan algunos adeptos, sólo se daba a conocer este arte al discípulo despierto.

No se trata de volvernos expertos deportistas sexuales, sino de ingresar a un mundo de percepción y sensibilidad al cual el hombre y la mujer comunes no acceden. Para ello es importante cambiar la forma de pensar y sentir. El ser humano hoy, y sobre todo quien vive en Occidente, necesita modificar la estructura de su pensamiento y sentimiento, para acceder a los mundos internos donde el conocimiento y la vivencia sean fenómenos directos que no requieren evaluación o discusión, ni exigen toma de partido, sino integración y plenitud.

La absurda idea de tener una relación sexual lineal, donde ambos partícipes van en busca de un orgasmo que ni siquiera es como creen, el momento de mayor goce, resulta por demás limitadora, y por lo tanto nos aleja del éxtasis sexual.

El éxtasis es una experiencia incomunicable, algo místico y a la vez sexual. Recuerda que "éxtasis" significa salir de uno mismo hacia algo más grande.

Sexo y éxtasis místico son dos aspectos de una misma cosa. La energía que produce el orgasmo sexual es la misma que nos lleva al éxtasis místico.

Cuando no perdemos la energía sexual, ésta retorna hacia adentro y hacia arriba para formar nuestros vehículos superiores de conciencia, el cuerpo interno de luz que une alma y cuerpo físico llamado *merkaba*. Una vez formado este cuerpo interno, el hombre y la mujer entran en una dimensión de la vida casi totalmente desconocida para la humanidad. La cristalización de este nuevo cuerpo es toda una creación, una creación que se asemeja a la formación del universo, ya que somos un universo individual y particular.

Merkaba: el cuerpo de luz

¿Qué es la *merkaba*? Para responder, se necesita explicar en forma general el flujo de energía y los campos de energía que rodean el cuerpo humano. La primera definición se refiere al prana o chi: la fuerza de la vida. Esta energía invisible existe en todo lugar en el universo en grandes cantidades. Prana se introduce en el cuerpo por la coronilla de nuestras cabezas (por esta razón hay un orificio en los cráneos de los embriones). El mayor flujo prana corre a través del centro de nuestro cuerpo semejando un tubo. De allí fluye dentro de las ruedas de la vida o chakras.

De los chakras hemos bifurcado líneas energéticas (meridianos) que llegan a cada célula. Los campos tienen formas geométricas precisas. Cada uno de ellos está formado por tres campos idénticos con la misma medida y forma. Poseemos un campo de prana que rodea nuestro cuerpo, el cual es resultante de los meridianos y del flujo del prana. Además, también existe el campo del aura, que es un campo energético con forma oval que rodea nuestro cuerpo y cambia de color de acuerdo con nuestros pensamientos, sentimientos y emociones. Más allá del aura poseemos cientos de campos electromagnéticos.

El campo del prana es la estrella tetraedro, una estrella de David tridimensional. Una persona es capaz de hacer rotar dos de los tres campos tetraedros en direcciones opuestas al utilizar la antigua técnica respiratoria para activar el prana y como consecuencia crear un enorme campo de energía, de alrededor de diecisiete metros: nuestra luz corporal, la merkaba.

Los beneficios del uso de merkaba son muy variados: es un muy poderoso instrumento de curación y protección. Al utilizar la antigua técnica respiratoria para activar la merkaba y el prana, somos capaces de restaurar el flujo de energía poderosa a través de la glándula pineal en el centro de nuestro cerebro. Este revivido uso de nuestra glándula, que ha estado virtualmente dormido por trece mil años, permite el realzado uso de nuestras habilidades telepáticas y extrasensoriales.

Al usar la energía sexual de forma alquímica, la merkaba balancea y revive las actividades entre las dos partes de nuestro cerebro. Tal entrenamiento fortalece nuestras sensibilidades y habilidades mentales (actualmente utilizamos tan sólo entre cinco y diez por ciento de nuestro cerebro). La energía del cuerpo merkaba ayuda para nuestro crecimiento espiritual. Nos conecta con el yo supremo, con nosotros mismos en un nivel de conciencia más alto.

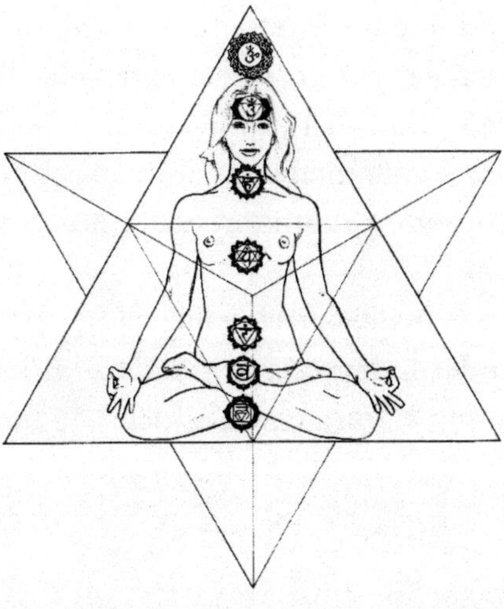

Sexo y comunicación espiritual

La creación del cuerpo de energía-conciencia merkaba permite sentir amor incondicional y una poderosa expansión de la conciencia. La vivencia de lo sexual como una comunicación espiritual con tu pareja permite que te fusiones con el eterno interno, con la totalidad, con eso que nunca dejamos de ser.

Además de mejorar la sexualidad y nuestra visión en la vida, estamos trabajando con la serpiente sagrada, la divina energía de kundalini, que habita en el coxis, en el chakra básico, adormecida pero esperando despertar al sentir los llamados del absoluto.

Toda la información existente sobre este tema enfatiza el punto de no eliminar la energía sexual, lo que ocurre en el hombre con la eyaculación seminal. Es de gran importancia subrayar la idea oriental de que el hombre de Occidente no conoce el orgasmo sin eyacular. Cree que esa sensación placentera post-eyaculatoria es el orgasmo, pero no lo es. El orgasmo es el mismo éxtasis. Lo que siente el hombre común no iniciado es la sensación de alivio que se genera cuando se desbloquea la energía. Cualquier energía bloqueada que se libera produce placer, y por consiguiente es aceptada de buen agrado. Pero se trata de ir más adentro, a las raíces mismas de la comunión con lo divino, donde podemos participar de la sensación de éxtasis.

Por eso decía que no se trata sólo de aplicar una técnica para no eyacular, o retener y transformar el semen, sino de avanzar en los peldaños de la alquimia y activar una actitud interna que te permita fundirte con la totalidad. Si no experimentamos eso, no estaremos practicando alquimia sexual, sino un acto sexual más o menos mejorado.

Se trata de transmutar el semen en energía creadora, sublimarlo, ascender la materia prima de la vida por la columna vertebral, llenando el aura con ese fuego divino para comenzar una creación interior. Remarco que no es el semen en sí lo que sube sino el óleo o materia prima. Así se crean los cuerpos superiores o estados de conciencia expandidos y el merkaba, lo que nos conecta directamente con la fuente del amor absoluto y la creatividad ilimitada.

Dice la doctora Krum sobre el rejuvenecimiento que produce la energía sexual transmutada: "En vez del coito que llega al orgasmo, deben prodigarse reflexivamente dulces caricias, frases amorosas y delicados tactos, manteniendo constantemente apartada la mente de la sexualidad animal, sosteniendo la más pura espiritualidad, como si el acto fuera una verdadera ceremonia religiosa. Sin embargo, el hombre puede y debe introducir el pene y mantenerlo en el sexo femenino para que sobrevenga a ambos una sensación divina, llena de gozo, que puede durar horas enteras, retirándolo en el momento en que se aproxima el espasmo para evitar la eyaculación del semen. De esta manera tendrán cada vez más ganas de acariciarse. Esto se puede repetir tantas veces se quiera sin jamás sobrevenir el cansancio, pues todo lo contrario: es la clave mágica para ser diariamente rejuvenecido, manteniendo el cuerpo sano y prolongando la vida, ya que es una fuente de salud con esta constante magnetización."

Y Samael Aun Weor, místico y escritor, agrega lo siguiente: "De la mezcla inteligente del ansia sexual con el entusiasmo espiritual, surge como por encanto la conciencia mágica. Necesitamos con urgencia evadirnos de la sombría corriente cotidiana del acoplamiento vulgar común y entrar en la esfera luminosa del equilibrio magnético, del redescubrimiento en el otro, de hallar con el otro la senda del filo de la navaja, el camino secreto que conduce a la liberación final (*nirvana*)."

Así, muchos maestros han compartido las iniciaciones sexuales para renunciar a la concupiscencia animal y potenciar la espiritualidad, ya que es fundamental en la alquimia sexual si es que en verdad queremos encontrar el áureo bramante que ha de conducirnos de las tinieblas a la luz, de la muerte a la inmortalidad.

Por eso sólo son capaces de alquimia sexual los seres que tratan de superar el dilema dualista entre el mundo anímico y el de los sentidos, quienes dotados de íntima vela, se hallan absolutamente libres de cualquier clase de hipocresía, mojigatería, negación, represión moralista y devaluación de la vida.

El amor es la llave que abre la puerta, no la razón ni el instinto ciego. La pérdida seminal simboliza la pérdida del amor divino que encarna el verdadero hombre, por eso pierde fuerza. Sabiendo esto, trataremos de generar la dínamo de vitalidad que tenemos. Y aunque no hay un mapa existencial, cada uno usa sus aliados: intuición, técnica, percepción, meditación, entrega, respiración, masaje a los chakras, mantras y estímulo de la energía amorosa.

El inicio del amor

Eros es el dios del amor. En la mitología griega más antigua era representado como una de las fuerzas primigenias de la naturaleza, el hijo de Caos, y como encarnación de la armonía y del poder creativo en el universo. La imagen de Eros, hijo de Afrodita y Ares, era la de un bellísimo muchacho, en los umbrales de la juventud, con alas de oro y armado con un arco y un estuche lleno de flechas, sin errar en el blanco. ¿Sabes que la palabra pecado significa "errar el blanco"? Pero entonces, ¿si Eros no falla en sus disparos quiere decir que el amor nunca falla? ¿Incluso querría decir que el pecado no existe?

"Eros, que paraliza los miembros, esa serpiente que otra vez me intranquiliza... dulce, amarga e invencible", mencionó la poetiza Sapfó.

Todo el que era alcanzado por sus flechas quedaba preso de la pasión amorosa, aunque se tratase de Zeus o de la propia Afrodita. Además, las flechas de Eros no tenían límites. La flor consagrada al dios Eros era la rosa, hoy día un símbolo del amor.

Muy interesante, poético incluso, pero, ¿vemos su doble sentido, su trasfondo místico? Eros va acompañado por Hímero: el deseo. Entonces sabemos que lo erótico está relacionado directamente con el deseo, el cual no vamos a dejar que decaiga. Y sus flechas nos muestran vulnerables, de hecho decimos que cuando conocemos a tal o cual persona nos deja flechados, pero también nos hemos creído que tiene los ojos vendados. No es que el amor sea ciego, al contrario, el estado de amor nos eleva y nos hace ver claramente, de allí la palabra "clarividencia".

Entonces no hacen falta los ojos físicos, no es que nos quedemos ciegos sino que vemos desde el alma, ahí tenemos luz y vida, sin amor en nuestro interior sólo vegetamos. Se dice también que Eros tiene un estuche con flechas (deseos) las cuales dispara con certeza al blanco. Nuestro corazón erótico que trasportamos permanentemente puede disparar flechas de deseo todo el tiempo. El deseo como una flecha está en todo momento, dispararla o no es cosa de cada quien, pero está allí, sólo hay que hacer un poco de memoria. Y por último, ¿por qué la rosa es el símbolo del amor? ¿No será que cuando experimentamos ese sentimiento de energía elevada florecemos y esparcimos con libertad nuestra mejor fragancia existencial? El amor es un perfume que se extiende sin límites más allá de la mortalidad.

La búsqueda de la inmortalidad

En todas las culturas, incluso hoy a través de la clonación y la prolongación de la vida con la medicina y la estética, se busca la inmortalidad. Desde los egipcios hasta culturas de la India, todo el globo acunó esta idea. Los cuentos clásicos son un ejemplo perfecto de esta relación; por ejemplo, *La bella durmiente* se refiere a lo que en Oriente se llama kundalini, a la energía sexual dormida en el primer chakra. Cuando esta energía se despierta, asciende por los centros potenciando al ser humano y expandiendo su conciencia hasta hacerlo sentir que la divinidad está dentro suyo. *Los siete enanitos* son los siete chakras o centros de poder del ser humano.

De esta forma, en el inconsciente colectivo de los niños entra de forma simbólica la enseñanza que aprendían los antiguos. El símbolo es a veces más directo y fuerte que la palabra.

Por lo tanto, la búsqueda de nuestra inmortalidad está directamente conectada con todas las culturas. Los griegos decían: "Hombre, conócete a ti mismo y conocerás al universo y a los dioses."

Pregúntate: ¿tu mundo gira en tener cosas, en el futbol, la estética y la rutina del trabajo o el futuro? Pues hay más cosas que las que ven los ojos, hay más caminos que el único camino general de la masa inconsciente que va haciendo lo mismo que los demás día tras día.

Es revolucionario saber que a través del sexo puedes sentir la eternidad de tu alma. ¿Por qué crees que las religiones iban a condenarlo tanto? ¿Por qué crees que se ha generado un tabú con el sexo y no con la comida, la cultura o cualquier otro aspecto de la vida? Porque el sexo es un camino para llegar a la inmortalidad, y si tú puedes llegar a sentirlo con tu amante, diosa y dios no necesitan intermediarios ni mecanismos de poder y sumisión. Interesante, ¿no? ¿Quiere decir entonces que tenemos dentro de nosotros la capacidad para ascender desde los impulsos instintivos animales hasta los sentimientos humanos para saltar hacia el mundo de las percepciones divinas?

Pero tú puedes decir: "Yo sólo siento placer y relajación." Claro, ése es un nivel puramente animal, que no está mal pero que sólo es el primer escalón. Y la gran mayoría de las personas queda satisfecha con este escalón sin continuar subiendo. Imagínate que siempre pisas día tras días el escalón, ¿no terminaría por desgastarse, por tener siempre la misma huella? Por eso, de mil y un maneras han puesto trabas para que no subas más. ¿Y qué pasaría si continúas subiendo la escalera de tu evolución?

Somos partes de la divinidad en acción

La gran posibilidad que tenemos es ser *homo* universales, seres despiertos y conscientes. La conciencia es lo que nos dota de inteligencia y capacidades. Cuando una mujer y un hombre comprenden que llevan dentro la semilla divina, hacen todo lo posible para que los actos, sentimientos y pensamientos vengan directo de su ser interno y no de la mente y del ego.

Los *homo* universales que activan su perfume divino se identifican por ser creativos, amorosos, espontáneos, de buen humor, auténticos, siempre en el presente, positivos, con capacidad para sentir agrado en el silencio y estar solos, con un mundo interior rico y diverso, dispuestos, sensibles a la belleza y la delicadeza, confiados, sexuales, sin apego al pasado y con mucha vitalidad.

La mayoría de la gente que conocemos está cansada, se fatiga o ve las cosas de forma negativa. Los practicantes de la alquimia sexual somos seres de luz impulsados internamente por una fuerza superior que proviene desde dentro de nuestro núcleo universal.

Dice Friedrich Nietzsche, en *El culto griego a los dioses*: "No hay signo de devoción más alto que esforzarse en la medida de lo posible por ser el dios mismo."

Ya no necesitamos sufrir, la empatía del amor divino en marcha es la base del movimiento, la energía que potencia tus acciones. El amor entendido como fuerza alquímica que limpia el interior de los miedos, las dudas, los conflictos y los prejuicios obsoletos. Los practicantes del sexo alquímico tenemos el poder en las manos porque comprendemos que la felicidad está en dar, en lo que depende de ti, de tu propia fabricación. Y lo fabricas con esmero porque estás creando con la misma energía que es la base de la existencia.

¿Conocemos realmente el amor?

El estado interior donde una fuente de poder fluye en ti sin ningún motivo y te deleita la visión de la vida es lo que identifico como amor. Un espacio interno producto de la energía desbordante que tenemos. La gente que ama es fuerte espiritualmente, dócil y receptiva. La energía interior elevada es amor. El amor no implica celos ni posesiones del ego. Es la gran lección que aprendemos. Cuando hay control el amor se va. Es como un puñado de arena en la mano. Si lo quieres poseer y cierras el puño se te escapa por los dedos; en cambio, si abres la mano toda la arena puede pasar por tu palma sin que la poseas, pero siempre la tienes.

El amor es como el sol brillante: da su brillo, fuerza y calor a todos lados sin excepción. Las nubes de la mente lo tapan a veces, pero el sol es como tu esencia interna: luminosa, y siempre brilla si no permites que tu mente la oscurezca.

Osho dice: "No puedes estar enamorado sólo de una sola persona. El amor nace de ti mismo. No es que darás amor sólo cuando estás con quien amas. ¿Cómo haces para dar amor cuando estás con alguien y no darlo cuando se va? Hay que amar las 24 horas hacia todas las direcciones." Y agrega: "¿Cuáles son los síntomas de estar en amor? Tres cosas. Primero: absoluto contento, nada más se necesita, ni siquiera Dios se necesita. Segundo: no hay futuro, este mismo momento de amor es eternidad, no hay mañana, el amor está sucediendo en el presente. Y tercero: cesas de ser, tú no eres más, si eres todavía no has entrado al templo del amor."

La misión personal de cada uno es descubrir ese tesoro de luz que llevamos y que surge de la meditación y del autoconocimiento. Somos una potencia y un poder que aún no se ha desarrollado. Cuando tomamos la decisión de cambiar y crecer nos volvemos más y más amorosos.

Amor alquímico

Tenemos ese patrón mental tradicionalista de que "el amor es ciego". Y entonces nos excusamos cuando hacemos una barbaridad y decimos que actuamos por amor. Pero la visión tántrica es justo la opuesta: "El amor es luz."

Necesitamos un amor que nazca de la meditación, no de la mente. Dice Osho: "Ése es el amor del que habla Jesús; ese amor es Dios. No es tu amor; tu amor no puede ser Dios. Tu amor es solamente un fenómeno mental; es biología, es fisiología, es psicología, pero no es eterno. Te sugiero que, si realmente estás dispuesto a satisfacer el anhelo de tu corazón, olvides entonces todo lo referente al amor. Primero dedícate a la meditación, porque el amor surgirá de la meditación."

Tú eres amoroso, eres amor. Entonces el amor eterno. No está dirigido a nadie. Cualquiera que se acerque beberá de él. Cualquiera que se acerque a ti resultará fascinado por él, enriquecido por él. Un árbol, una roca, una persona, un animal, no importa. Incluso si estás sentado, solo. Buda, solo, sentado bajo su árbol, está irradiando amor. El amor está constantemente lloviendo a su alrededor. Eso es eterno y ése es el verdadero anhelo del corazón.

La seducción es llevar hacia dentro

Seducir viene del latín *seducire* que significa llevar hacia adentro. Cuando tienes un mundo interior rico y lleno de aventura llevas con facilidad a otra persona a probar tu sabor. La seducción es un elemento vital en el juego de la energía, es la pura atracción. Es la invitación a descubrirse mutuamente. La seducción que lleva hacia la observación del paisaje personal viene acompañada de varias herramientas de la periferia. A través de la mirada, las palabras, los perfumes, los gestos, las risas, el intelecto, la piel... Hay un sinfín de variantes de seducción. Cuando los alumnos vienen a clase les digo que se vean a sí mismos como personas que están aprendiendo a conocerse cada vez más y potenciar todo su esplendor. Luego, en el día a día cada uno seduce a quien quiere. Al hacerlo, incluso lo llevas siempre a flor de piel porque juegas permanentemente con tu corazón: está vivo, danzando, creando oportunidades. Una vez que damos libertad y alas a nuestro ser interior, la seducción es un estigma que destila con naturalidad, como la fragancia, en las rosas y los jazmines. El perfume de tu vida, más que una fragancia es el perfume con el que te conectas con la divinidad y con el que los demás te ven. Tu perfume personal y el que le colocas a tu ropa, tu casa y tu piel. De igual modo, los egipcios, caldeos, hebreos, griegos y romanos usaban perfumes porque creían que el humo de sustancias gomosas y especias olorosas que ascendía al cielo desde sus altares habría de deleitar a los dioses.

¿Mujeres o diosas?

El nuevo hombre, el hombre que siente, vibra y se emociona, el hombre que es un artista del amor, un dios de la sensibilidad y del sexo inteligente, sabe que toda mujer es una diosa. No ve sólo un cuerpo femenino. Ve emociones, ternura, fuerza, sensualidad, hechizo y misterio. La mujer es una diosa que debe ser venerada con cada beso, cada palabra y cada caricia. La mujer es la portadora de la vida, un ícono de magia y poder. Cada mujer con su cabello, sus ojos, su mirada, sus manos, su elegancia, enriquece el mundo, nos transporta a la visión de la diosa femenina en el momento presente y no en templos ni sitios muertos. La mujer es la diosa en acción. Cierto que algunas tienen la diosa dormida y otras muy a flor de piel. Con la práctica de los ejercicios de alquimia sexual cada mujer permitirá que la poesía de su vida se desenrolle como un papiro valioso, como un dulce coctel de vida y miel, de sueños y suspiros, de orgasmos y risas.

Nuevas dimensiones de la alquimia energética

El sexo es el boleto para viajar a una nueva dimensión de vida, en la que prevalece permanentemente la capacidad creativa, el amor hacia uno mismo y hacia los demás, el buen humor y el despertar espiritual.

Pero no el sexo común y corriente que no nos lleva más que a descargar el peso del estrés. Sí, el sexo donde la energía sexual es lo importante, así como la manera en que la acumulamos y la transformamos. La divinidad surge con claridad cuando el motor sexual está despierto. La vida puso en el sexo la llave para volver a sentir el estado del paraíso interior, donde la dimensión interna se hace una con la vida y no está separada por miedos, culpas impuestas, mortificaciones, creencias que conservan lo muerto y lo rígido. El sexo es la comunicación más profunda que nos puede llevar a la dimensión del amor y el crecimiento espiritual, la chispa que enciende el fuego místico, la alegría y el descubrimiento de quien eres.

Sexo alquímico por la mañana

Cuando despiertas a la mañana siguiente de una práctica de alquimia sexual, notarás más marcado el resultado. Eres un resorte de entusiasmo que quiere vivir, que tiene mucho por disfrutar. Sientes que te levantas con el sol, que eres uno con la vida, que estás integrado. La energía acumulada produce una alquimia emocional. Sientes la plenitud, el contento, el amor que nace de ti como rayo de luz. En la mañana, cuando todo vibra limpio, puro y no contaminado, tu conciencia se expande y se abre a todas las oportunidades del nuevo día. El poder del sexo se distribuye por todo tu universo personal. Estás con más fuerza, con más claridad, con un ímpetu vital que tus compañeros de trabajo notarán. Una luz en movimiento. ¿Pero cómo se fabrica esta luz?

La fuerza sexual

Los monjes van a la nieve cubiertos con una túnica mojada. Quien la seque primero al meditar con el despertar de su fuego sexual y usando las técnicas secretas para generar el calor corporal, es el que tendrá más rango.

Los tántricos tibetanos llaman "tumo" al calor que empieza a irradiar el cuerpo cuando la energía sexual es despertada, realizada, satisfecha y transmutada. Este tumo se siente como calor vital, oleadas de energía, y en las manos se siente un hormigueo, un fuerte impulso, mucha energía. El tumo se despliega por los canales interiores como una fiebre soportable, una llama de fuego y vida. No estamos acostumbrados a acumular deseo, a dejar que se extienda, en seguida lo tenemos que consumir y agotar. Y la fórmula que consume y agota lo hace con tu próstata, tus órganos, tu entusiasmo, tu vitalidad general. Deja que se produzca la fabricación de tu poder personal, nadie te lo regalará, es tu materia prima que despiertas cuando transmutas el plomo en oro, el orgasmo pleno sin la eyaculación en los hombres, la capacidad multiorgásmica en las mujeres.

Cuando canalizas la energía realmente te sientes con vida, dicha, fuerza. Podemos vivir al máximo e intensamente, e incluir la meditación, la espiritualidad y la inteligencia sexual. Esta fórmula nos mantiene con deseo, claridad y conciencia. Mucha gente va todos los días a su trabajo sin ganas, sin vigor, como una máquina. Cada vez más personas están deprimidas o estresadas. ¿Qué hacemos con nuestra vida y libertad? Cada uno puede sentirse vivo siguiendo el corazón y los sueños, dejando que el poder de la vida a través del sexo sea el norte que nos guía. Conducidos por el placer y la delicadeza, por el arte de llevar los días como queremos y hacia donde las circunstancias nos orillen: eso es guiar nuestro camino, realizar nuestro destino. Y la fuerza sexual fue puesta allí en lo profundo de nuestro cuerpo para que en la superficie demostremos la cara visible de la divinidad.

Fidelidad al corazón

Para sentir que la vida está despierta en cada poro, cada risa y cada momento, la consigna es que seas fiel a ti mismo. Es una utopía ser fiel a los demás. Tú sólo puedes responder por ti mismo. Las promesas de amor eterno son difíciles de cumplir, un futuro incierto... Mientras que las realidades del día a día son acciones inmediatas que pueden ir construyendo un camino eterno. No puedes traicionarte, no puedes traicionar tu deseo, tus sueños, tus anhelos íntimos (por más que los ocultes, reprimas o silencies están allí). Separando la paja del trigo, sabiendo que escoges los deseos que una vez realizados te permitirán crecer, sentir más totalidad, esos son los que hay que seguir. Los caprichos no son buenos consejeros. La fidelidad es hacia tu corazón. No hacer algo que tu corazón desea por una cosa o por otra es traicionar a tu alma. Tener autenticidad, espontaneidad y valor es lo que necesita la fidelidad hacia tu ser. Siendo fiel a tu naturaleza espiritual podrás entrar de lleno en el mundo de los dioses, el placer y la evolución. No estoy hablando de fidelidad sexual, sino de algo más profundo. Es raro encontrar a una persona que haya estado siempre con otra. Todo el mundo ha tenido varios amantes sexuales, aunque sea en diferente tiempo. Incluso los dioses griegos o hindúes mencionan a sus amantes. La fidelidad no es algo que pueda realizarse. Piensa un momento: en el planeta Tierra no hay la misma cantidad de mujeres y hombres, no son un número idéntico, de hecho hay más mujeres que hombres. Nunca podrá suceder que todo el mundo esté emparejado con todo el mundo. Incluso cuando alguien muera, habrá viudas y viudos, ¿quién amará a esa gente? El tópico de un mundo donde todos son fieles sexuales a sus parejas es irrealizable. No es lógico. Lo importante es la fidelidad a tu corazón, eso es trascendente porque vas contigo a todos lados, tú eres tu mejor amigo o tu enemigo cuando cargas miedos y culpas, moralidades y cargas. Cuando dejas libre tu corazón todo es correcto, todo es sagrado, todo nace.

El placer, la evolución y el nuevo nacimiento

En la India, cuando alguien se despierta espiritualmente e ilumina, se le llama *dwij*: el que volvió a nacer. Y el dios griego

Dionisio nació dos veces, ya que cuenta el mito que fue arrancado del vientre de su madre Sémele y que su padre Zeus lo llevó en su muslo hasta que nació. A Dionisio se le conoce como el dios del placer, el vino, el gozo y la liberación. Dentro de esta liberación, el espíritu dionisíaco invita a la celebración, al disfrute, a gozar con conciencia y perdiendo los límites de las paredes mentales. Claro, un conservador, horrorizado, ve tras sus resortes morales agravando y censurando todo lo que no sea lo que indica la tradición. Pero este modelo que hemos seguido no ha dado mucho resultado. Divorcios, separaciones, controles, posesiones donde el amor se va por la ventana y la pareja finge ante los otros o no se soportan. Eso no es vida, es tortura. Pero como muchas veces, conviene: la gente se queda quieta creando películas aburridas de su propia vida. ¿No será que todo lo que la divinidad nos ha regalado es para gozarlo? ¿Será que no comprendemos que en un mundo tan grande nos peleemos hace milenios por territorios que fueron diseñados para gozar, para vivir disfrutando de la naturaleza y la vida? ¿No será que la corriente sanguínea del universo es el deleite y el placer, y nos hemos equivocado al elegir el esfuerzo, el sacrificio, la búsqueda del futuro perdiéndonos el presente? ¿No será que un espíritu celebrativo, una visión dionisíaca de la vida nos puede enriquecer más que el moralismo, el egoísmo y la separación? Todavía disgregamos por colectivos a la gente. Aquél es de un bando, éste es de otro. Lo que cuenta es la integración, y sólo cuando descubres que eres uno con todo puedes trasmitirlo. La gente dividida internamente divide en sectores, cataloga, critica, juzga. No vive para sí de una forma amorosa, sino competitiva y egoísta. Si comprendemos que tenemos la opción de seguir una vida conservando los límites (porque la pérdida de ellos es la vida misma y ¡da miedo!) o una vida llena de aventura, creación, espiritualidad, gozo y festejo, que es lo que todo el mundo se merece.

Dionisio te invita al disfrute y la liberación de los miedos y los traumas del pasado, a llenarte de ganas de jugar, soltarte, confiar y sentir. Sentir y no pensar tanto, gozar trabajando y dejando de trabajar, cortar las cadenas que impiden la fluidez de tu alma en armonía con el alma universal.

A través de mi trabajo en cursos y sesiones y por medio de mis libros intento que la gente recupere la visión celebrativa y poderosa del placer. Sentir que el placer es nuestro lenguaje diario, natural y que todo el mundo puede experimentarlo. Este mundo se equilibrará en armonía y orden cuando el placer sea tan natural y necesario como lo es la respiración.

Capítulo 4

PRÁCTICA SEXUAL

Conociendo tu sexualidad

Vamos a adentrarnos en la práctica de la sexualidad alquímica con ejercicios e información, con el fin de derribar miedos, traspasar las fronteras del placer limitado y bucear dentro de nosotros para expandir la conciencia.

El punto de inicio consiste en conocer el cuerpo. El primer cuerpo es el físico, tangible, visible, móvil. El cuerpo se mantiene con ejercicios, descanso y alimentación natural bioenergética. Haz un resumen sobre cómo tratas a tu cuerpo. ¿Le das buenos alimentos? ¿Descansas bien? ¿Haces ejercicio semanalmente? Es importante que el cuerpo físico absorba energía vital y se mantenga joven, flexible, fuerte, dispuesto.

El programa de entrenamiento de la inteligencia sexual tántrica lo abordará desde todos los ángulos. Conocer la sexualidad personal es un proceso, una estación importante dentro del camino del autoconocimiento. En estos tiempos actuales se busca información, conocimientos y técnicas para mejorar nuestra sexualidad. En esta obra nos enfocamos en la sexualidad desde los detalles más inadvertidos pero que tienen mucha influencia psicoemocional (como estar desnudos en nuestra casa) hasta las ancestrales técnicas de respiración y visualización para reconducir nuestra energía sexual.

Cada persona es un mundo en su sexualidad: diferentes gustos, fantasías, complejos, experiencias, expectativas y, sobre todo, diferentes visiones psicológicas. Para el tantra, la sexualidad es un medio para un fin más elevado, es el mapa para descubrir el tesoro interior, la luz del alma. Y lo realizamos mediante cuerpo y el sexo, la meditación y la intención mental.

Osho comenta: "El tantra dice que si te mueves en meditación, el sexo desaparecerá completamente. Toda la energía es absorbida por los centros más altos. El cuerpo tiene muchos centros, chakras. El sexo ocupa el centro más bajo y la energía del hombre existe en ese nivel. Cuando la energía asciende, los centros superiores empiezan a florecer. Cuando esa misma energía llega al corazón se convierte en amor. Y cuando llega más alto, nuevas dimensiones y nuevas experiencias comienzan a florecer. Y cuando llega al punto más alto, a la cima de tu cuerpo, habrá alcanzado lo que el tantra llama *sahasrara*... el último chakra de la cabeza."

Y esto potencia la inteligencia y la capacidad espiritual, tenemos que viajar más allá de los límites y las costumbres. El sexo puede despertar todo tu potencial, pero sólo cuando liberas todo su poder y sueltas tus limitaciones.

¿Cómo superar complejos y tabúes sexuales?

Mucha gente guarda en su mente traumas, miedos y límites en torno a su sexualidad y lo relacionado con ella. Muchas veces por una infancia complicada, otras por malas experiencias adolescentes; algunas por una mala educación o por conceptos religiosos represivos. Hay diversas causas y, en realidad, no importa el veneno, sino cómo sacarlo del interior.

Los complejos con el cuerpo limitan las experiencias, no sólo a nivel sexual sino también emocional, mental y espiritual. Trae complicaciones a nivel de las relaciones personales, los afectos, la forma de ver la vida, la flexibilidad del carácter y la profundidad de nuestros vínculos. Una persona con complejos sexuales tiene límites en su visión de la vida, su forma de vestir, sus tabúes respecto a distintas zonas del cuerpo, como en los pechos o la zona sexual. Es una forma de vivir de autocondenación, represión y carencia del placer, incluso de temor. Son personas que antes de consumar el acto sexual le dan muchísimas vueltas a su cabeza, especulan, generan expectativas. Si estás en camino de liberarte, haz una lista de todo lo que te molesta en el terreno de la sexualidad, de ti mismo y de los otros. Detecta lo que puedes cambiar y lo que no. Y frente a aquello que no puedes cambiar, entonces cambia de actitud. Es un trabajo que resta cosas, no hay sumas ni divisiones: se trata de quitar agregados, liberar espacio en tu interior. Recuerda: "Todo lo que no es beneficioso para tu cuerpo y alma es mejor dejarlo de hacer."

El viaje es hacia tu esplendor, tu brillo, tu potencialidad. Un ser humano libre sexualmente tiene poder, sensibilidad, sensualidad, inteligencia. Porque la energía sexual es la que mantiene vivo al cuerpo. Es el engranaje que genera intensidad y vida. Al tener complejos, somos como un dique lleno de agua que está cerrado, bloqueado, medio muerto. Y el agua que no fluye se pudre, pierde claridad.

Los complejos mentales comienzan alejándose cuando tomas conciencia de que eres valioso, único, auténtico.

Ejercicio

Comienza haciendo una lista de lo que te incomoda de ti mismo. Desde alguna zona de tu cuerpo hasta algún trauma. Y luego una lista de lo que te acompleja de los demás (por ejemplo: que un hombre o una mujer te mire directo a los ojos o a la boca, o que un desconocido te salude en el elevador, que alguien te toque la mano o te abrace). Enlista todos los síntomas de autoprotección excesiva o rechazo que no demuestren apertura.

Ámate con todas tus fuerzas

Muchos han dicho: ama a los demás, ama a Dios, ama a tus padres, ama a tu pareja, ama a tus hijos, ama a tus enemigos. Pero, ¿ámate a ti mismo? Y no hablo del egoísmo frío y especulador que sólo quiere las cosas para sí mismo a cuesta de los demás. Me refiero al amor propio y al respeto a uno mismo, que no tiene nada que ver con los demás y no los involucra. Desde el cuidado de tu cuerpo de diferentes maneras, hasta lo que dejas entrar a tu mente. El amor sano hacia uno mismo y el amor que nace de uno mismo. Es fácil amarse a sí mismo y cuidarse, pero no es tan fácil encontrar el amor que está dentro. Ésta es una búsqueda espiritual, la búsqueda del ser eterno que hay en nuestro interior. Y emerge de la meditación, del silencio, del bienestar, de la danza, de la risa. Encontrar el sol interior del amor personal para luego compartir los rayos en múltiples direcciones.

Una forma de amarse a uno mismo es darse los mejores alimentos, la mejor música, los mejores placeres, el descanso, la actividad recreativa, los baños de tina, los masajes, la mejor lectura, los momentos de ocio creativo... ¡Hay tantas cosas para regalarse! No hay que dejar lo nuestro para lo último, no hay que sacrificarse ni flagelarse en pos de los demás. Porque la simple ecuación dice: si no estás bien tú, ¿qué bienestar compartirás con los otros? Si no conoces el placer, ¿cómo darlo a los demás? ¿Cómo hablar de salud si no la tienes? ¿Cómo brindar amor a los otros si no lo tienes por ti?

El amor hacia uno mismo es lo primero. Una vez que tienes tu sol encendido, los rayos saldrán en todas direcciones. Pero si dentro de tu corazón hay oscuridad y sombras no puedes portar luz y claridad. ¡Y es tan entretenido amarse a uno mismo! ¡Y se puede compartir luego tanto amor! Éste tiene que ser un mundo de placeres, donde la vida le sonría a todos, mientras aprendemos a vivir. A vivir en armonía con el universo, sus leyes y la ley del amor. La vida quiere lo mejor para cada uno, es nuestra función tomarlo y hacerlo producir. Toma tus pulmones y llénalos de aire puro, de prana, de energía vital, ¡no de humo!; toma tu cuerpo y llénalo de músculos y fortaleza como los atletas griegos, ¡no de grasa!; toma tu mente y llénala de sabiduría, ¡no de tonterías ni cotilleos!

Cada uno ejerce su libertad, el cigarrillo o las técnicas de respiración; la pereza o el ejercicio; los alimentos basura o la alimentación energética. Es tu propia elección.

Dentro del amor hacia uno mismo está el respeto por lo que llevas dentro. Hay personas que desde niñas toleraron que los padres o los hermanos mayores las condicionaran con frases como: "Eres inútil" o "No sabes hacer bien las cosas." Entonces la autoestima baja, el amor propio y la confianza decaen. Y en la actualidad tampoco debes permitir que nadie te desacredite, defiende con inteligencia tu postura en armonía con la vida y el cosmos. Amarte a ti mismo es también no dejar que nada que no construya tu felicidad entre en tu corazón. Nadie puede herirte ni infectarte tu visión si te mantienes en la claridad de tu amor. El amor se creía que era ciego, ¡pero es todo lo contrario! Cuando tienes el amor dentro de ti sin una causa externa que provoque que surja, tienes la sartén por el mango, tienes el poder, dejas de ser dependiente.

Ejercicio

Haz un listado de todo lo que te gusta y te da placer (que no afecte de forma negativa a otros) y luego escribe las estrategias para llevarlo a cabo. No culpes a la falta de tiempo por no hacerlo. Por ejemplo, si te da placer un baño de tina, bailar o cocinar tu comida preferida, resta tiempo de otras cosas (como demasiado tiempo en el bar o en el tráfico) y llévalos a cabo. El amor por uno mismo pasa a ser lo primero en la lista de prioridades. El trabajo, los demás, las actividades continuarán sin problemas, pero con una diferencia: ¡las hará alguien con amor!

Naturalidad del cuerpo

En tu casa, la mayoría de las veces que puedas dejarás que tu cuerpo esté desnudo. Al caminar, cocinar, ver televisión, meditar y, sobre todo, al dormir. Durante esas ocho horas de sueño en que tu cuerpo estará desnudo, se impregnará de forma positiva en tu subconsciente la sensación de desnudez física y psicológica en tu interior. Mata la idea venenosa de que el cuerpo desnudo es impúdico. La desnudez es sagrada, así venimos a este mundo. Si aceptas la desnudez como símbolo de vida y naturalidad, pronto verás que lo tomas como si se tratara de tu rostro. En la cara, las manos o los pies no tenemos complejos, pero cubrimos demasiado el resto del cuerpo, cuando en realidad no hace falta.

Por supuesto hay gente que no tiene problemas, pero quienes tienen complejos necesitan hacerlo varias veces para ir viendo cómo se desenrolla el monstruo del miedo al desnudo.

Estar desnudo implica connotaciones de la mente que normalmente no se utilizan. Claro que en Europa generalizar en esto es relativo. En México, estar desnudo en la casa puede ser un trabajo desafiante, pero tenemos que liberar la mente por medio del cuerpo.

Simplemente hay que ocuparse de cada uno, es difícil cambiar la psicología represiva en torno a esto. Primero haz tu desnudo cuando te vas a dormir, toda la noche. Ese tiempo servirá para que el inconsciente se ablande y sienta que es su vestimenta natural. Luego prueba al levantarte al baño y a la cocina a prepararte el desayuno, o realiza las primeras actividades sin ropa. Hazlo progresivamente, hasta que puedas danzar con música de tambores o sensual con tu cuerpo desnudo. Poco a poco verás que llegas a tu casa del trabajo o de la calle y sentirás la necesidad de desnudarte. Has entrado en tu paraíso personal.

Verás que siempre tienes más predisposición para el sexo tántrico ya que el cuerpo estará más vivo y preparado. Sobre este tema agrego unas palabras tan sabias de Khalil Gibran que no puedo contenerme de compartirlas: "Vuestros vestidos ocultan una gran parte de vuestra belleza, pero no esconden lo que no es bello. Y aunque busquéis en la vestimenta un refugio para vuestra intimidad, arriesgáis hallar en ella arneses y cadenas. Ojalá pudieseis encarar al sol y al viento con más epidermis y menos ropa. Porque el soplo de la vida está en el sol y la mano de la vida en el viento (...) No olvidéis que el pudor no es más que un escudo contra el ojo del impuro. Y cuando el impuro desaparece, ¿qué será el pudor sino un lastre y una mancha del espíritu? Y no olvidéis que la tierra se regocija sintiendo vuestros pies desnudos y que los vientos jugarían encantados con vuestros cabellos."

Ejercicio

1. Duerme desnudo todas las noches.
2. Realiza en desnudez las actividades cotidianas en tu casa.
3. Danza desnudo con música de tambores durante algunos minutos.

Despertar a la serpiente sexual

Kundalini es el poder psicosexual en cada cuerpo y se simboliza con una diminuta serpiente. Cuando esta energía ígnea se despierta y la llevas hacia arriba por tu columna, sigilosa, suave y conscientemente, potencia toda tu visión espiritual, según un principio tántrico. Como mencioné antes, en la ciencia del yoga se considera a la energía sexual como una serpiente enroscada en la zona del primer chakra, el centro energético ubicado en la zona genital. ¿Cómo se activa? Esta energía es el motor del cuerpo y se despierta cuando hay excitación, al danzar, al practicar respiraciones especiales, con las posturas de yoga, los masajes y la meditación. Con este método de alquimia sexual vamos a buscar que tu serpiente de la energía sexual sea despertada y canalizada para la creatividad, los orgasmos múltiples y la apertura espiritual.

Se activará como siempre lo hace pero con las técnicas que describiré a continuación aportaremos la diferencia en la manera en que lo hace o el rumbo que toma. Habitualmente, una vez que tienes la energía sexual despierta todo sigue su curso: deseo, excitación, encuentro, placer, cúspide, orgasmo femenino (con suerte), eyaculación masculina, final, retorno a la dualidad.

En la alquimia sexual tántrica se basa en:

1. Deseo.
2. Meditación para armonizar los chakras.
3. Estímulo sensorial.
4. Excitación.
5. Canalización de la energía elevada con meditación.
6. Encuentro sexual.
7. Placer prolongado.
8. Meditación en la cima.
9. Unidad: abrazos, respiración compartida.
10. Cambio de posturas.
11. Placer prolongado consciente.
12. Cambio de ritmo.
13. Meditación.
14. Cúspide.
15. Orgasmo mutuo (sin eyaculación).
16. Relajación.
17. Meditación.

18. Estímulo de los puntos erógenos.
19. Deseo... y vuelta a empezar.

Ahora, sigamos conociendo cómo despertar intensamente esta energía que es la que proporcionará la capacidad orgásmica en las mujeres y hombres, además de la simiente de la transformación del carácter y el poder interior.

Algunas personas expresan su temor de despertar esta energía. La naturaleza no despierta antes de tiempo ni los amaneceres se producen por más esfuerzo que se haga. Kundalini es alquimia sexual y psicológica y asciende de manera progresiva mediante las prácticas energéticas, por lo que si un alumno practica los ejercicios al ritmo natural y previsto no hay ningún inconveniente. Toda energía es neutra, ni buena ni mala. De la misma forma en que otras energías, lo que interesa es el uso. Kundalini es un motor, una dínamo que usaremos para la transformación interior.

Las ruedas de energía

La palabra chakra proviene del sánscrito y significa rueda. Hace referencia a una concentración de energía dentro del cuerpo. Las funciones de estos centros sutiles, presentes en el cuerpo astral, son la acumulación y la distribución de la energía del universo (prana), así como la función de mediación entre el plano inmaterial y el cuerpo físico. Los rayos de energía solar penetran perpendicularmente, haciéndolos ver como discos inmateriales, flores de lotos, de diversos colores y diferentes números de pétalos o rayos. El aspecto de los chakras dependerá de la evolución del individuo; será lento y poco luminoso en las personas vulgares, y muy brillante en línea ascendente en aquellos habituados a las prácticas espirituales.

De abajo arriba los chakras tienen particularidades psicoemocionales: desde el primer centro vital se maneja la supervivencia material, en el segundo centro vital, la sexualidad; en el tercer centro vital, la autoestima, la voluntad, la alimentación, el temperamento y las pasiones. En el cuarto centro vital se manejan las emociones; en el quinto centro vital, la creatividad; en el sexto centro vital, la inteligencia, la intuición, la inspiración, la imaginación y, en el séptimo centro vital, la conexión con la vida y la espiritualidad.

Estos chakras se pueden desarrollar por medio de la voluntad, la meditación, las danzas, el yoga, las respiraciones, la práctica sexual y el ejercicio.

¿Cómo activar los chakras?

El primero se activa controlando las emisiones seminales y haciendo contacto con la tierra. El segundo se activa a través del control de las emociones y las técnicas respiratorias para activar los nadis o meridianos energéticos. El tercero por medio del poder personal. El cuarto por medio de la confianza en sí mismo y el amor propio. El quinto por el flujo creativo. El sexto por la imaginación, la intuición, la inspiración, el intelecto en equilibrio interior y la visión clara de las cosas reales. El séptimo a partir de la meditación para expandir la conciencia.

Recuerda que todos los chakras se activan con meditaciones activas o pasivas, dependiendo del estado que se encuentre el individuo y el uso alquímico de la energía psicosexual kundalini que está en el primer chakra, y luego comienza a elevarse por el canal central llamado *sushumna* para producir la alquimia interna de activación de chakras, percepciones, apertura del corazón y del cerebro.

El cuerpo habla

Existe una relación directa entre el cuerpo y el inconsciente. El inconsciente percibe una idea, pensamiento o actitud y el cuerpo la manifiesta. Entre el cuerpo y el inconsciente está la mente. La mente puede mentir, engañar, pero el cuerpo no: esto se llama lectura del lenguaje corporal. Se han estudiado los gestos de una persona que miente o que no quiere ver lo que le estás diciendo, o que no desea escuchar, o que no confía, o que te está evaluando, etcétera. Por ejemplo, si una persona está con los brazos cruzados significa protección emocional (o frío); si alguien gira la cabeza hacia un lado siente admiración por ti; si alguien se toca la nariz está mintiendo, y así sucesivamente. Existen muy buenos libros sobre el lenguaje del cuerpo. Aquí buscarás estudiar tu propio lenguaje corporal. Te preguntarás y observarás, ¿cuál es la postura que adopto cuando estoy frente a alguien que no conozco?, ¿me cruzo de brazos y piernas?, ¿hacia dónde miro cuando hablo con alguien?, ¿hacia la derecha, la izquierda, directo a los ojos?, ¿cómo me siento en la silla?, ¿con la columna vencida, recta, tensa o relajada?, ¿hacia dónde apunta uno de mis pies cuando estoy hablando con tres o más personas?

Porque si el cuerpo está cerrado es porque indica que la mente está igual. No hay alquimia con el cuerpo y la mente en conflicto.

El autoconocimiento comienza en el cuerpo. Observa tu lenguaje físico, es una expresión de lo que llevas dentro. Y claro, cuando hay defensas internas, el objetivo de este libro es ayudarte a quitarlas, permitirte ser de nuevo vulnerable, abierto, receptivo y con aceptación. Confianza en uno mismo, en el cuerpo, en el poder del alma.

Ejercicio

1. Desbloquea tu cuerpo con movimientos locales primero: giran los hombros, luego la cabeza; luego los hombros y la cabeza. Después agregas la liberación de la pelvis y la zona sacra, muy importante. Y continúa: libera los brazos y por último todo el cuerpo como unidad.
2. Camina de manera muy lenta y conscientemente.
3. Revuélcate en el suelo con movimientos felinos, sueltos, suaves, libres. Trata de hacer movimientos que no hayas hecho antes, deja que el mismo cuerpo te guíe.

Acompaña todos los ejercicios con la música correspondiente.

¿Sexo, droga y *rock and roll*? O ¡sexo, yoga y meditación!

Yoga significa integración. Es la unión consciente de tu cuerpo, tu energía, tu mente y tu espíritu. La ciencia del yoga ha ofrecido soluciones al ser humano iniciado desde hace al menos cinco milenios. Se ha elaborado un sistema de prácticas para liberar a la mente y desbloquear el cuerpo. Potenciando la energía vital y activando los siete centros energéticos o chakras el practicante adquiere poder, flexibilidad, destreza y expansión de la conciencia.

Hay muchas variantes de yoga, parten del yoga vidya o árbol del yoga. Mi camino es el tantra yoga. Es un yoga que podemos adaptar a todos los niveles de la vida. En este libro enfatizo la parte de la sexualidad, pero en su práctica también interesan todos los aspectos y deseos del ser humano.

El yoga es útil en el ámbito sexual porque puedes dominar tu cuerpo y los músculos llamados del amor o del placer, como el músculo puboccígeo ubicado entre el pubis y el coxis. Este músculo es de importancia relevante a la hora de tener sexo, estimular la kundalini e impulsar su caudal hacia arriba en la coronilla.

Éste es el primer paso para gobernar la alquimia sexual: controlar el músculo pubococcígeo en mujeres y hombres.

También es fundamental para tener flexibilidad y practicar diferentes posturas del arte del amor, ya que hay una gran variedad. Tiene como objetivo incrementar el placer y activar los chakras.

Unido a la ciencia de la respiración sexual antes y durante el acto, canalizaremos la corriente eléctrica alquímica de la sexualidad con éxito por todo el cuerpo alimentando los chakras.

Por ejemplo, cuando una pareja respira al unísono al momento de la penetración o incluso cuando ambos están inmóviles, produce un intercambio enorme de energía que recarga el yin y yang de ambos, lo que genera un círculo energético que normalmente no se produce en un acto sexual tradicional.

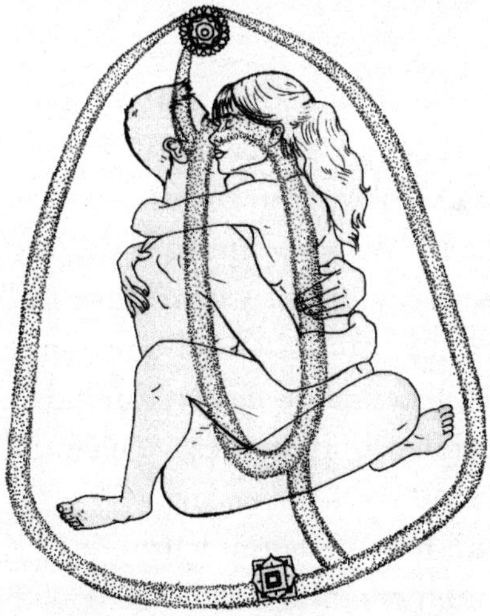

PIE DE IMAGEN: Imagen del recorrido completo de la energía en una pareja que practica el sexo alquímico. Se produce una ola energética de placer, luego surge la conexión amorosa y posteriormente se experimenta la expansión de la conciencia.

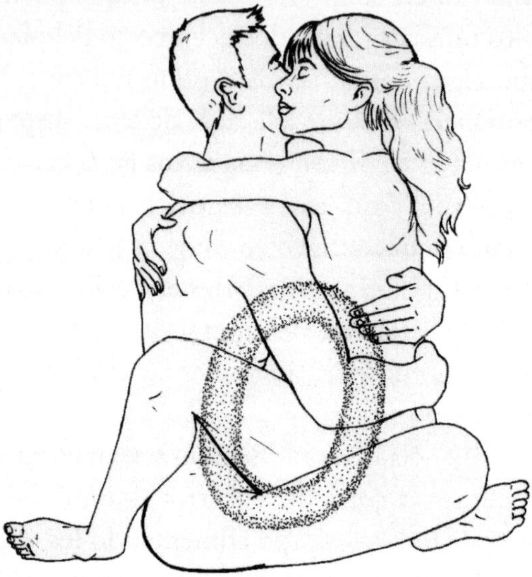

PIE DE IMAGEN: Imagen de una pareja normal sin iniciación, donde hay sexo con amor. La energía va del sexo al corazón pero no involucra los chakras superiores ni la espiritualidad.

En este tipo de sexualidad común hay excitación, puede haber orgasmos y placer: pero si al final hay descarga seminal, se produce la pérdida de deseo y energía. Y ésta es la principal causa por la que una pareja pierde poco a poco el deseo y la fuerza inicial.

En cambio en la alquimia sexual tántrica hay una creación de un círculo de luz, calor, unidad que comienza a elevarse en oleadas de placer, incremento de la sensibilidad, orgasmos múltiples y una sensación exquisita de paz y plenitud al final porque... nunca hay final.

La idea de un final no entra dentro de la visión tántrica, tan sólo suspendes momentáneamente la actividad sexual porque sabes que de pronto comenzará de nuevo el deseo latente: no se ha evaporado ya que el hombre no eyaculó y la mujer permanece encendida.

Muchísima gente ahora está abriéndose a una nueva sexualidad. Además de que el yoga mejora el funcionamiento del cuerpo y la mente, también es fundamental en la preparación para la vida y la iluminación espiritual, ya que esta ciencia y arte de vida es una profunda vía de autoconocimiento para saber que somos eternos y vencer el miedo al paso a la otra vida. Es una preparación para el arte del amor y los cambios espirituales, energéticos y celulares por la sexualidad.

Cuando los chakras se activan, surgen en la psique del individuo nuevas sensaciones, nuevas preguntas existenciales, una nueva visión de la vida, nueva capacidad artística y expresiva y un sinfín de beneficios más de los que piensas. Por ello, el yoga es una ciencia completa, íntegra y enormemente beneficiosa.

Se produce el primer cambio alquímico: de un ser humano que vive para tener posesiones, copular y comer, a un ser humano que tiene eso pero también ama, crea, intuye, imagina, conoce, descubre, explora, investiga y tiene la certeza de que la divinidad existe en cada respiración.

Una mujer me comentó hace tiempo que su marido no quiere reconocer un problema de su sexualidad. Él eyacula en tres o cuatro minutos. Ella me pregunta: "¿Es esto normal? ¿Quizá la equivocada soy yo?"

Le respondí que un tántrico tarda tres minutos en quitarse la ropa. En poco tiempo no se produce ninguna comunión energética ni espiritual, simplemente un animal copula con otro animal y, jadeando, completan la operación. Esto no es inteligente sino primitivo, instintivo, inconsciente y animal, una sinfonía inconclusa. No es música, es puro ruido. Se desconoce el poder del sexo, cómo hacer para prolongarlo y cómo utilizarlo para generar una unidad profunda.

El marido no quiere hacer cursos, reconocer el problema ni tomar terapia. Su ego masculino se siente herido, y se defiende ante el conocimiento. Ésta es una actitud inconsciente y testaruda, no es la de un hombre sabio, el nuevo hombre. Existen hombres que toman conciencia hasta que su pareja amenaza con irse de casa o dejar la relación. Entonces vienen los llantos y el arrepentimiento, muchas veces por el temor a la soledad.

El conocimiento sexual produce una transformación. Cuando uno va a la escuela aprende de todos los conocimientos posibles, pero nunca sobre las relaciones y el amor y mucho menos acerca de la sexualidad. Si lo ves como un nuevo aprendizaje, con una actitud sabia y abierta, enriquecerás tu mundo interior y te liberarás del fantasma del ego y del macho invencible, y de la mujer sumisa, dando paso entonces a la diosa y al dios interior.

Ahora nos adentramos en la práctica con sigilo y dedicación, dejando que primero se active la energía sexual a diario para que el motor interior esté encendido.

PRÁCTICA 1. YOGA SEXUAL

Condiciones generales para elevar la energía sexual

Desnudez: permanecer desnudos para que todo movimiento sea más cómodo con una actitud relajada.

Ambiente: desconectar los teléfonos y colocar velas, música *chill out* y cómodos cojines y alfombras o esterillas de práctica de yoga.

Mantenimiento: mantener las posturas siempre con comodidad y placer, nunca con esfuerzo y lucha con el cuerpo, dejar que el tiempo y la permanencia otorguen flexibilidad y energía.

Alimentación: realizar los ejercicios al menos una hora después de haber comido.

Objetivo: recordar que la intención es incrementar la energía sexual, ganar un estado de relajación activa, intercambiar energía con el amante y potenciar los chakras, centros vitales.

Duración: dejar al menos 25 minutos de práctica de yoga sexual mediante las ásanas, y completar el circuito con lo que sigue más abajo. Al menos una hora completa entre todo el conjunto: las respiraciones sexuales, los masajes, la danza de los dioses y el sexo meditativo.

Saludo de los amantes

Saluda a tu pareja con las palmas unidas, un beso suave y una mirada a los ojos. Van a entrar en terreno sagrado, en un juego divertido y profundo. Este inicio le da un carácter distinto a la práctica.

Fricción de las columnas

Sentados se colocarán de espaldas, con las piernas cruzadas, y suavemente se balancearán hacia adelante y atrás, sintiendo el calor que comienza a generarse en su piel y sus chakras al moverse con lentitud. Pueden poner aceite en la espalda para deslizar mejor.

Océano en movimiento

Sentados frente a frente, con las piernas abiertas y extendidas, tocándose las plantas de los pies con las de su compañero o compañera, se tomarán de las manos y comenzarán a mecerse hacia adelante y atrás para ganar elasticidad en las piernas y la columna.

Curvar y expandir la columna

Sentados frente a frente en la postura de diamante, con la espalda derecha y las manos cómodamente en los muslos.

Secuencia 1: inhalar llevando la columna y la cabeza hacia atrás al mismo tiempo que se abre el pecho.

Secuencia 2: curvar la columna y llevar ligeramente la cabeza hacia adentro exhalando.

La pinza de pie

Colocadas de espaldas, con las piernas abiertas de un ancho de hombros, bajarán el tronco y la cabeza hacia el suelo. Por entre las piernas, estirarán los brazos sujetándose desde las manos o los antebrazos. Beneficios: irriga sangre a las piernas, previniendo várices y contracturas. Ideal para deportistas. Devuelve la juventud a las vértebras. Descansa las cervicales. Irriga sangre al cerebro. Activa el chakra sexual.

Torsión de la hoja

Acostados de espaldas doblar las piernas uniendo las rodillas y los tobillos como si fuesen uno. Estirar los brazos a los costados a la altura de los hombros. Girar las piernas hacia un lado y la cabeza hacia otro. Esto permite generar una extraordinaria torsión sobre todas las vértebras. Llevar un ritmo asociado con la respiración, esto es: inhalar al centro y exhalar a los laterales.

La pinza y el pez

Uno de los dos estira las piernas y lleva las manos a los talones, tratando de no doblar las piernas. El otro compañero se coloca espalda con espalda y va subiendo hasta quedar con su peso y el apoyo de las piernas, colocando las dos cabezas a la misma altura. Uno va hacia abajo generando calor y estirando toda la columna y las piernas, y el otro abre el pecho, la garganta y fortalece las piernas.

Pez en medio diamante

Sentados en dirección opuesta, estiran una pierna sentados sobre la otra que queda doblada. La columna y la cabeza van hacia atrás lentamente al tiempo que se apoyan en los antebrazos. Beneficios: abre el cuarto y quinto chakra. Mejora la capacidad respiratoria. Estira los músculos de las piernas. Mejora la articulación de las rodillas.

Media pinza lateral
Sentados frente a frente, uno dobla hacia adentro la pierna izquierda y el compañero la opuesta. Estiran la otra pierna tocándose desde los tobillos y llevan una mano sobre la cabeza y la otra mano por debajo. Estira la zona dorsal, las piernas, las articulaciones, los brazos y el cuello.

La nave
Sentados frente a frente, elevan las piernas dobladas y unidas desde la planta de los pies. Apoyan bien el cuerpo y se toman de las manos por el centro. La mirada va a los ojos y al entrecejo. Esto desarrolla profundamente el equilibrio físico y, como consecuencia, el emocional.

Yoga Nidra
Luego se recuestan en yoga nidra, la relajación final, dejando unos diez minutos el cuerpo acostado, tomados de la mano y sintiendo cómo sube y baja el abdomen. Relajar de la cabeza a los pies para que los efectos de las posturas compartidas se acumulen en los chakras generando magnetismo entre ambos cuerpos.

*Nota: la duración de cada postura y movimiento es de uno a tres minutos.

PRÁCTICA 2. RESPIRACIONES SEXUALES

La respiración es el motor de la vida, y aplicada de forma inteligente al acto sexual te da vida en abundancia. La respiración yóguica es una herramienta muy valiosa para la sexualidad alquímica. El ritmo y la profundidad respiratoria son vitales no sólo a la hora de amar, sino también dentro del campo emocional. Una respiración muy rápida y superficial es símbolo de alteración en la mente y las emociones.

Respiración y sexo es sinónimo de vida, por tanto, prolongamos la energía de vida con técnicas científicas que han sido utilizadas durante siglos. Antiguamente, estas técnicas no se enseñaban a todos: sólo los iniciados en los misterios de la energía y espiritualidad podían tener acceso a ellas. Por fortuna, la civilización ha progresado mucho en información y conocimientos y hoy día tenemos al alcance de la mano muchos tesoros para usar en nuestra vida.

Beneficios de las respiraciones sexuales:

- Ritmo común entre los amantes.
- Importante recarga energética.
- Camino de comunicación.
- Cambio de conciencia.
- Prolongación del acto sexual.
- Retroalimentación de energía femenina-masculina.
- Control de la eyaculación.
- Capacidad multiorgásmica.
- Potenciación de los chakras.
- Despertar de la kundalini.
- Canalización de la creatividad.
- Oxigenación del cerebro y todo el cuerpo.

1. Respiración de unidad

Sentados frente a frente, con las piernas cruzadas. Colocar las manos en señal de oración en el pecho. Inhalar en el pecho, girar la cara externa de las manos hacia adentro y llevarlas a la zona del primer chakra, exhalar. Volver a subir en movimiento sincronizado hacia el pecho, durante el ascenso inhalar nuevamente para volver a exhalar en el pecho. La consigna es exhalar al llegar al pecho y la zona sexual, conectando el cuarto y primer chakra.

2. Respiración de intercambio

De la misma manera que en la respiración anterior, pero en sentido opuesto. Cuando la mujer exhala en el pecho, el hombre lo hace en la zona del primer chakra, para continuar el movimiento e intercambiarse. Cuando uno sube, el otro baja.

3. Respiración dinámica por la boca

Es muy útil a la hora del acto sexual, durante, e incluso cuando pueda haber pérdida de erección, o bien, deseo de eyaculación rápida. La respiración por la boca es unitaria, en cambio, por la nariz es dual, tiene dos entradas. Al hacerlo por la boca activamos el cuarto chakra y la energía sexual se mueve hacia allí. El ritmo es dinámico y corto.

4. Respiración dinámica por la nariz

De la misma manera que por la boca, pero por la nariz llevará más oxigenación y energía a la zona alta, a la cabeza, potenciando el sexto chakra, la zona del tercer ojo. Y al recargarnos de oxígeno se produce una respiración celular, es decir, que las células comienzan a emitir oxígeno en mayor cantidad, lo que repercute en mayor nivel de energía y conciencia. Esta respiración se realiza a unos 30 centímetros de la nariz de tu amante para retroalimentarte de tu compañero/a.

5. Respiración profunda sincronizada

En la misma postura, sentados frente a frente, inhalar al mismo ritmo, sintiendo el sonido de cada uno. Tratar de prolongar la profundidad dejando que la respiración completa sea una sincronía energética que los lleve a un punto profundo de conexión. Sentir que poco a poco se llenan de expansión. Alguien sin experiencia puede experimentar algún ligero mareo. Continuar a un ritmo suave pero constante.

6. Respiración de fuego

Aquí se utiliza solamente la zona abdominal, donde sube y baja muy rápida y superficialmente. Es una respiración ígnea que produce calor y energía dinámica al momento.

7. Respiración del *yab-yum*

La postura del yab-yum es la más importante dentro de la sexualidad alquímica tántrica. Ambos amantes están con el torso unido desde la zona sexual hasta el entrecejo, envueltos en un abrazo. Las piernas del hombre van cruzadas y la mujer se sube encima con sus piernas abiertas. Esta respiración se realiza en la penetración. Se trata de respirar al mismo ritmo, al tiempo que pueden estar inmóviles al principio para añadir un suave movimiento conforme respiran. Esto hace que se produzca un cambio de conciencia más que la atención en el placer. Se inhala y exhala al mismo ritmo por la nariz. Se pueden realizar sonidos liberadores pero siempre con la conciencia puesta en la forma de respirar. En esta postura y respiración se puede permanecer mucho tiempo.

8. Respiración mágica

Si los amantes se mentalizan antes sobre algo que quieren visualizar, enfocar o concentrar para imprimir la energía mágica del sexo, lo pueden hablar de antemano para tenerlo en mente durante el acto sexual. Este tipo de ritual no siempre se hace, sólo en caso de buscar que la fuerza en común se dirija hacia un proyecto, idea o actividad creativa que se busque concretar. Al conocer que la energía sigue al pensamiento, durante el acto pueden impregnar de magnetismo una idea con la energía sexual que están fabricando y transmutando. Con la mente libre de preocupaciones o dudas, en la postura del yab-yum, con la respiración profunda, lenta y conectada, visualizar la intención que tengan en mente. Hacerlo durante diez minutos. Y también en el momento del orgasmo, en cualquiera de las posturas que estén en ese momento.

9. Respiración de la entrega

Acostados boca arriba, la mujer a la izquierda del hombre, tomados de la mano para mantener la corriente energética, dejar que los actos sexuales concluyan de esta manera. Inhalar y exhalar por la nariz de forma muy pausada y suave, sintiendo cómo sube y baja el abdomen. Dejar que la sensación de yoga nidra (estado intermedio entre el sueño y la conciencia) venga como un suave murmullo.

Las primeras seis respiraciones se hacen antes de comenzar el acto sexual, como preámbulo. Y las últimas cuatro se realizan durante el sexo alquímico. De esta manera entrarán totalmente energizados y potenciados. Realizarlas durante al menos cinco minutos cada una.

Importante: no es necesario practicar todas las diferentes respiraciones, es preferible elegir un par o tres y sentir sus beneficios, para después probar las demás y conocer cuál sienta mejor a la pareja.

PRÁCTICA 3. MASAJES SENSUALES

El masaje es un medio de comunicación en el que no hacen falta palabras, y por lo tanto se vuelve mucho más profundo. Es un lenguaje de piel a piel y de allí se conecta directo al placer. El placer es un lenguaje y suspende las barreras de la mente y los límites. El placer tántrico es como un río que baja de la montaña y desemboca en el océano de la conciencia. El placer físico tiene un recorrido que se disuelve en un placer más grande conforme avanza.

El masaje suspende el intelecto y abre las compuertas de la comunicación existencial, es cuando más profundo puedes vincularte a través del sentimiento, la emoción, el silencio, el placer y el deleite intenso.

Para realizar el masaje deja que sea un encuentro sagrado, rico y atemporal. Una experiencia donde dejarán que la desnudez sea total, no sólo del cuerpo, sino de la mente desnuda, libre de miedos, horarios, tensiones o pensamientos de trabajo.

Condiciones para el masaje alquímico

1. Usar un buen aceite relajante de lavanda o bien uno sensual energético de sándalo, musk, ylang-ylang o maderas de Oriente.
2. Estar cómodos y contar con espacio suficiente.
3. Realizar siempre el masaje sobre una alfombra con una toalla encima, una esterilla o en una camilla, no en la cama.
4. Poner música suave.
5. Tomar conciencia de que en las manos tienes poder, los brazos son la prolongación del corazón.
6. Dejar de lado la torpeza, buscar la sensibilidad por sobre todas las cosas.
7. Establecer un ritmo lento, consciente y rítmico.

Técnicas de masaje sensual

Boca abajo

1. Distribuye aceite en tu mano y desde allí a todo el cuerpo de tu pareja. Desde los pies a las manos, con el receptor tumbado boca abajo. Siente un primer contacto.
2. Comienza a realizar un movimiento que inicia en el pie izquierdo y va subiendo lentamente con ambas manos por el gemelo, el bíceps femoral, el glúteo izquierdo, la zona izquierda

de la espalda, el hombro, el brazo, y despacio concluyes en la mano. Vuelve a empezar unas diez veces.

3. Haz lo mismo del lado derecho, esto habrá armonizado ambos polos del cuerpo.
4. Con las piernas dobladas te colocas entre las piernas del receptor. Inicias al mismo tiempo el movimiento por ambos lados, colocando una de tus manos en cada lado. Sube por los dos pies, las dos piernas, los glúteos, el sacro, la espalda a los lados de la columna, los hombros y finalmente bajas por los brazos y muy suavemente por las manos, sintiendo palma a palma lentamente. Con ello tocas todo el cuerpo con un solo movimiento.
5. Amasa los glúteos para quitarle tensión. Realiza movimientos suaves y profundos durante cinco minutos.
6. Haz tres movimientos de apertura comenzando con ambas manos en el sacro y abriendo a los lados. Una y otra vez, luego el mismo movimiento de apertura en medio de la espalda y luego en la parte superior.
7. Afloja el cuello, moviliza tus manos despacio en la zona cervical sintiendo los trapecios para relajarlos.
8. Desliza tus manos por los bíceps y tríceps como un guante. Luego realiza el mismo movimiento en los antebrazos.
9. Juega con las manos. Deja que se deslicen muy lento por las manos de quien recibe. Acaricia con un solo movimiento lento una y otra vez sus dedos y su palma.

Boca arriba

1. Coloca aceite en tus manos y luego en el abdomen, pecho y piernas de quien recibe. Distribuye como un primer contacto en la zona delantera del cuerpo que es más delicada y sensible.
2. Amasa las rodillas y los pies, primero una y luego otra, con ambas manos.
3. Desliza tus manos con un movimiento profundo por la pierna desde el pie al cuádriceps.

4. Juega con tus manos por la zona de la entrepierna, esto despertará la energía sexual. El receptor y el que da respiran al mismo ritmo profundamente unas 12 veces para impulsar el despertar de la sensualidad.
5. Abre el abdomen y la zona del pecho con ambas manos de forma delicada y suave.
6. Juega con el ombligo, los pezones y el pubis con movimientos suaves y ondulantes.
7. Sentado detrás de la cabeza, desliza tus manos por el cuello, sujetando con ambas manos el peso de la cabeza.
8. Lleva los brazos del receptor hacia arriba de la cabeza e inicia un movimiento con las dos manos desde el ombligo subiendo por el abdomen, el pecho, las axilas, dejando que se deslicen por la cara interna de los brazos hacia las manos, donde lo harás muy lento.
9. Desliza las manos por los pechos en forma circular.

PRÁCTICA 4. LA DANZA DE LOS AMANTES QUE SE CONVIERTEN EN DIOSES

La danza meditativa libera tu cuerpo y enciende el fuego del alma en tu corazón. La danza compartida es un poderoso afrodisíaco energético. Ambos cuerpos vibrando al unísono producen la unión de la electricidad femenina y el magnetismo masculino.

La danza se transforma así en un puente que conecta a los amantes con la danza de la vida. Todas las tribus primitivas y grupos que buscan conectarse con la naturaleza han usado la danza como vínculo directo con las fuerzas naturales.

Cuando una mujer y un hombre danzan tomados de las manos, dejan la dualidad para convertirse en la unidad en movimiento. Y ésta es una de las leyes que rigen el equilibrio del cosmos. El orden universal es una danza continua, y cuando el ser humano con sus desastres ecológicos afecta esta danza, los movimientos de la Tierra dejan de ser suaves y armónicos para transformarse en catástrofes. Si agregas ruido a una sinfonía, se produce una situación molesta, incómoda, y como la Tierra es un ser vivo, un cuerpo que respira, al igual que el cuerpo humano, también se ve afectada.

En la danza se interrelacionan emociones, energías, ritmos, alegrías, poderes, sentimientos, percepciones... Es conveniente realizar las danzas con los ojos vendados, para sólo sentir la energía de tu compañera o compañero. Si les viene la risa, rían libremente, disfruten, dancen y celebren hasta que el proceso los lleve hacia la meditación, la interiorización y la sensación de levedad.

Siempre sugiero a mis alumnos de mis cursos de crecimiento personal que dancen como si toda la creación universal dependiera de "su" danza. ¿Cómo mueves tu cuerpo para que todo el universo se mueva a la perfección? ¿Cómo creas la armonía? Si todo depende de ti, tus movimientos serán sigilosos y conscientes como un felino. ¿Y si también pudieras crear tu vida como una danza? ¿Cómo sería? ¿Ordenada, desordenada, fluida; o te quedarías tieso como un palo? ¿Te sientes libre o atado a la vergüenza? ¿Sientes el poder de tu movimiento en concordancia con el movimiento constante de la danza de los mares, de los planetas, de los acontecimientos?

¿Puedes llevar tu energía y conciencia hacia dentro de ti mismo o te distraes hacia afuera o en los tornados de la mente?

Vamos a aventurarnos con soltura en la danza, es importante para que la actitud respecto al cuerpo, al movimiento, al sexo, a la expresión libre, a las emociones, al sentir, se desenrolle igual que en un niño sano y no en un adulto con traumas, tabúes y ataduras.

He diseñado varias danzas especiales para que las parejas puedan encontrar en ellas la sensibilidad y la elevación del deseo, el fuego sexual y la atracción magnética.

*Los CD's especiales para estas danzas pueden adquirirse escribiendo a tantra09@hotmail.com

La danza de conexión

1. Encender incienso, escuchar música rítmica instrumental.
2. Colocarse frente a frente mirándose a los ojos, de preferencia con el cuerpo desnudo, y después colocar las vendas en los ojos. Ahora la visión irá hacia adentro, a verte a ti mismo.
3. Realizar varias respiraciones profundas, conectar con el ritmo de la música y dejar el cuerpo libre.
4. Permitir que se geste una danza donde ninguno controla sino que se deja llevar.
5. Crear nuevos movimientos en el cuerpo. Liberar sobre todo la pelvis, la cabeza y los hombros.
6. Realizarla al menos durante 15 minutos.
7. Al finalizar, sentarse espalda con espalda para que el calor y la energía compartidos alimenten energéticamente los siete chakras.
8. Acostarse relajadamente unos diez minutos, uno al lado del otro, manteniendo la conexión de las manos.

La danza erótica

Es conveniente realizarla desnudos. Con música sensual y rítmica.

1. Movilizar la pelvis durante diez minutos.
2. Conectar el roce de sus pechos y vientre en movimientos suaves durante diez minutos.
3. Danzar, sin tocarse, tan cerca que su respiración se interconecte, durante cinco minutos.
4. Tocar con delicadeza el cuerpo de tu pareja de los pies a la cabeza. Explorar su piel y sensaciones por diez minutos.
5. Relajados, recostarse o practicar el sexo alquímico.

*Todos los ejercicios, rituales y danzas están diseñados especialmente por el autor como producto de su experiencia personal.

Mapa erótico: ritual para conocer tus puntos de placer

Aquel que conoce los puntos erógenos del cuerpo, sabe abrir las puertas del placer absoluto.

Tu cuerpo, como el de tu amante, es un laboratorio de vida y belleza. Conocer el cuerpo equivale a conocer tu energía y la casa donde vives como alma. Mucha gente no tiene ni idea de cuántas vértebras conforman su columna o cuántos músculos o litros de sangre tienen. No conocer el cuerpo es como conducir un auto sólo con las dos primeras velocidades. Nuestro motor todavía no está al máximo. La gasolina que ponemos a nuestro vehículo generalmente es de baja calidad. Alimentos rápidos y sin amor, ninguna propiedad energética sino calorías muertas. Eso equivale a cansancio. El cansancio te quita entusiasmo. Perder el entusiasmo es perder el deseo. Perder el deseo es perder vida. Perder vida es muerte. ¡Y un cuerpo muerto nunca podrá conocer la iluminación! Para llenar de Eros el cuerpo hay que potenciarlo. No conocemos el cuerpo desde un punto de vista energético. Sólo se hace énfasis en la estética. Pero la belleza nace de un interior contento, feliz, amplio, radiante. La belleza es un estado interior de luz y armonía. Cuando los puntos de placer se estimulan, esa luz irradia por las células con vital impulso.

Conoce tu cuerpo y conocerás el secreto de tu energía ordenada. Conoce tu cuerpo y descubrirás tu marea multiorgásmica. Los pasos para realizar el ritual de autoconocimiento corporal te llevarán a descubrir que a través del tacto, la respiración, la ubicación correcta de los puntos, la liberación y el gozo encontrarás una marea de éxtasis.

Recuerda que la piel es el órgano más extenso del cuerpo y a partir del cual podrás acceder a todas las puertas.

PRÁCTICA 5. RITUALES SEXUALES

Ritual de autoconocimiento corporal

Desnuda tu cuerpo. Recuéstate sobre cojines o en tu cama. Hazlo en solitario, en un momento de intimidad contigo mismo. Comienza a sentir algún perfume o bien tu piel. Huele tu piel. Acaricia toda tu piel. Juega contigo. Respira la energía que se va despertando. Toca tu boca, cuello, pechos, pezones, axilas. Respira profundo. Ahora baja por el ombligo, el pubis, los muslos. Respira profundo ya que es la clave del éxito en la elevación de la energía. Siente que a través de la respiración puedes distribuir tu energía sexual por todo el cuerpo. Integra con libertad todo el cuerpo. Luego, cuando sientas que la energía está encendida en los puntos, toca tu sexo. Siéntelo, conecta con la energía de la puerta de la vida. Tu vagina, tu pene, son puertas al placer y a la vitalidad. Toca con conciencia. Respira profundo. Realiza este circuito durante varios minutos subiendo la ola del clímax para luego detenerte, respirar profundo y lento, asentar la energía en tu campo vital y en los chakras para luego irradiar este magnetismo día a día. Sube tres o cuatro veces esta ola. Por supuesto no habrá eyaculación en el hombre. Termina masajeando los testículos para que la energía no se quede allí y provoque dolor; si has hecho las respiraciones profundas, la energía se ha movilizado con éxito hacia el cerebro. Tal vez sientas hormigueo en las manos o descargas eléctricas. Si eres un hombre multiorgásmico puedes dejar que la ola te inunde pero sin perder el semen. En cuanto a las mujeres, sólo deja que venga el orgasmo en la última ola. Si sólo te tocas para vitalizarte sin llegar al orgasmo, mucho mejor. Magnetizarás y llenarás de electricidad todo tu cuerpo.

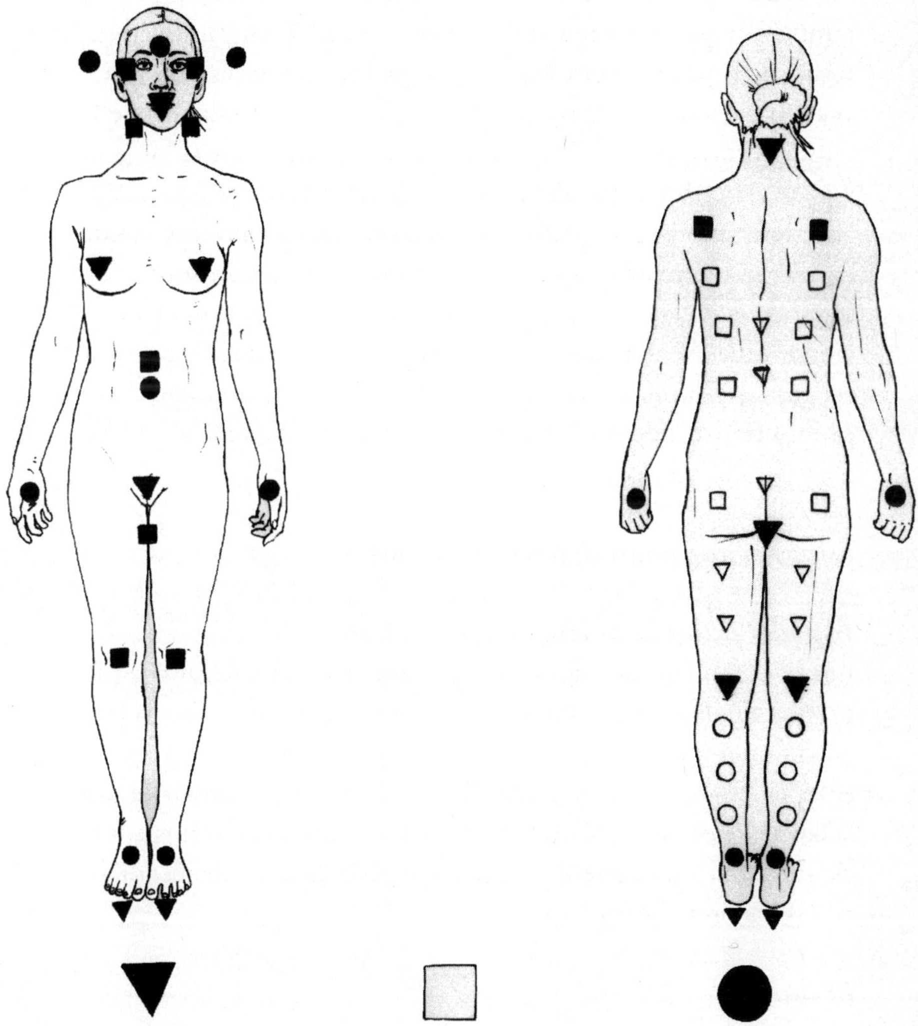

Ritual de intercambio energético con tu pareja

Los mismos pasos para tocarse a uno mismo en el circuito que va desde la respiración al cuello, boca, axilas, pechos, ombligo, pubis, muslos y manos para dejar que ahora tu pareja los toque y tú también toques sus puntos. Una vez que dediquen varios minutos al tacto y al intercambio energético, respiren profundo varias veces para comenzar a tocar las zonas sexuales: ano, labios de la vulva, clítoris, punto G en las mujeres, y glande, testículos, ano y pene en los hombres. Estímulo no significa híper estimulación. Es importante tocar y detenerse luego de varios minutos donde entrará la respiración consciente como elemento transformador. Subir esta energía y distribuirla para acrecentar el deseo y la atracción mutua. Si no tienes mucho tiempo, el ritual puede terminar así para quedarte con el fuego y hacerte más y más amigo de tu propio poder, que no tiene por qué concluir. Dedica al menos unos 30 minutos para la estimulación.

Estos son los puntos de placer en tu cuerpo:

El poder de los besos erógenos, los labios

Los labios son la zona donde por lo general quieres llegar cuando te atrae alguien. Los labios son sensibles y al conectarse con la lengua despiertan la energía sexual con rapidez. Hay una conexión entre la lengua y la zona sexual. Los besos labiales y linguales son la llave que enciende el motor del sexo. Al hacerlo de forma consciente, lenta y delicadamente, se conjuga la atracción encendiendo las llamas del fuego sexual.

El cuello

Al ser estimuladas en el cuello, muchas mujeres se entregan por completo a la pasión sexual ya que esta zona es una especie de recuerdo ancestral y primitivo donde el instinto salvaje se potencia. Detrás de las orejas y la nuca, el cuello completo es un terreno que hay que besar, tocar, chupar, lamer y morder para generar la excitación intensa.

Los senos y pezones

Tanto en el cuerpo femenino como en el masculino, los senos y los pezones son dos zonas altamente cargadas de electricidad sexual. En la mujer es un polo positivo y en el hombre es un polo negativo. Cuando ambos polos se encuentran por la postura frente a frente, se produce una recarga mutua. Tocar, acariciar, morder con suavidad, realizar círculos para que se pongan erectos y emanen todo su deseo abierto.

El punto G

Este punto se conoce desde hace milenios dentro de la tradición tántrica como el "punto de la diosa". En 1960 (bastante tiempo después de que el tantra lo descubrió), el alemán Ernest Grafënberg lo popularizó; y el mote de G fue puesto en honor a la primera letra de su apellido. Está ubicado entre dos y seis centímetros dentro de la vagina, en la pared superior. Se vuelve sensible porque tiene terminaciones nerviosas que desencadenan sensaciones orgásmicas en el cerebro. Cuando se lo estimula sobresale y se siente como una pequeña almendra rugosa. La misión que la naturaleza le confirió es provocar placer (el lenguaje de la vida) y a través del placer, la liberación de la mujer. Por fortuna, como está dentro del cuerpo ninguna religión ha podido provocar la misma barbarie inculta y represiva como la ablución del clítoris.

El clítoris

El tantra llama "la joya en la corona" a la zona ubicada en la entrada superior de la vulva y su estimulación provoca un orgasmo en la mayoría de las mujeres. Se estimula con la yema de los dedos, la lengua, la boca, succionándolo, incluso a algunas mujeres les excita que se los muerdan. Los movimientos circulares, alternos, suaves y profundos producen gran excitación.

El ombligo
La mitad de todo cuerpo humano. El cordón que nos ha mantenido nueve meses en contacto con la madre, con lo femenino. Y el punto donde luego los siete cuerpos están ligados por el cordón de plata. El ombligo es altamente erógeno. Detente en el ombligo si vas bajando de los senos hacia los genitales. Con la punta de los dedos y la punta de la lengua estimúlalo delicadamente.

El perineo
En la zona entre el ano y la vagina en las mujeres, o entre el ano y el escroto en los hombres, se encuentra este puente que tiene infinidad de terminaciones nerviosas, al presionarlo o acariciarlo suavemente con los dedos mojados, puede abrirse una puerta a un gran deleite.

Los muslos
La zona interior de los mulsos tiene gran sensibilidad y es positivo estimularla antes de tocar los genitales, pues aumenta el voltaje del deseo. Explorar suavemente con los dedos o la boca la cara interna, debajo de la vulva en las mujeres, o los testículos en los hombres. Sentir esa zona tan próxima a los genitales produce la pérdida de todo control y actividad de la mente para llevarnos profundamente al mundo del sentir.

El ano
Zona de gran sensibilidad por la proximidad directa con el primer chakra raíz *muladhara*. Muchos hombres se resisten a ser tocados en esta zona porque desconocen que es un área de gran sensibilidad y donde reside el chakra motor donde se almacena la energía sexual. Esto no tiene nada que ver con la pérdida de la masculinidad. Se trata de aplicar la inteligencia y el gusto. Claro, también en las mujeres a veces produce resistencia, sucede en ambos casos porque no están totalmente conectados con su cuerpo y con la tierra. Esta zona es el área de las raíces terrenas.

Lo material. Estimúlalo con delicadeza con los dedos mojados o con la boca.

La vulva

Los labios vaginales de la mujer están llenos de terminaciones nerviosas. Acariciarlos dulcemente igual que al clítoris y el punto G. Al ver los labios de la boca de la mujer en plano vertical se asemejan a la vulva en forma y sensibilidad. Se potencian con ejercicios de fortalecimiento que el tantra recomienda hace siglos, como orinar de a chorritos o contraer y aflojar. Así se vuelven duros y elásticos, lo que permite más placer al hombre y más sensaciones orgásmicas a la mujer.

El pene

El segundo cerebro masculino. El pene continúa por debajo de los testículos, no es sólo lo que se ve. Un hombre debe conocer y dominar ese músculo.

En el sexo alquímico es importante el dominio del pene. Aunque el tamaño influye, mucho más importante es cómo se usa, cuánto se siente y cómo se domestica. Si el hombre no amansa su pene, entonces es su esclavo. La conciencia debe ir por delante. Cuando el pene tiene erección, está lleno de sangre y la vida se manifiesta dispuesta para continuar la especie. La mujer tiene que tocar el glande con los dedos mojados, besar toda su longitud, los testículos e introducir la boca poco a poco mientras lo estimula constantemente con la mano. Buscar llevar a una cúspide de placer y también ir deteniendo el ritmo progresivamente. Poco a poco el practicante de la alquimia sexual despierta y domina sus puntos de placer.

Los polos energéticos del cuerpo

Si dividiéramos al cuerpo en dos, tendríamos una zona femenina (la izquierda) y una zona masculina (la derecha). Estos lados representan la unión del yin y el yang o de Shakti y Shiva, lo femenino y masculino. También encontramos que la zona del pene en el hombre es un polo activo, positivo, mientras que la zona de la vagina en la mujer es un polo receptivo de polaridad negativa. De la misma forma que la electricidad y la luz, estos polos entran en contacto para encender la luz del deseo dentro del cuerpo.

Los pezones son negativos energéticamente en los hombres y positivos en las mujeres, por lo que la unión sexual de los cuerpos conecta estas terminales energéticas para producir las corrientes magnéticas. Es importante activarlos para que la energía no esté acumulada en ninguna zona y circule con mucha más potencia de la habitual.

PRÁCTICA 6. FORTALECE EL MÚSCULO DEL SUELO PÉLVICO

El principio de los ejercicios de sexo alquímico es fortalecer los músculos del piso pélvico para despertar, potenciar y elevar la energía sexual al mismo tiempo que se logra un total control de la musculatura genital.

Los músculos del suelo de la pelvis se comportan como todos los músculos. Por fortuna, cuando se debilitan se pueden fortalecer de nuevo mediante el ejercicio. Las personas con problemas de pérdidas de orina pueden recuperar el control con ejercicios para los músculos del suelo pélvico, conocidos desde hace cinco mil años como "asvini mudra" en la ciencia del yoga y del tantra; actualmente, también conocidos como ejercicios de Kegel. Una vez aprendidos, merece la pena ejercitarlos a diario para que la energía sexual, lo que los tibetanos llaman "tumo", el fuego interno, se active.

Beneficios de los ejercicios del suelo pélvico

Aparte de los beneficios relacionados con las pérdidas de orina, también se han recomendado para recuperar el tono de los músculos y de la vagina después del parto, aunque los mayores efectos están en la sexualidad.

Estos ejercicios tienen grandes ventajas: para su realización no se precisa ningún tipo de preparación especial, aparato, lugar o momento específico, ni siquiera una vestimenta especial. Pueden ser realizados por cualquier persona, sin importar la edad o la condición física, y se pueden llevar a cabo en cualquier lugar y casi en cualquier situación. Pueden hacerse estando sentado mientras se ve la televisión, de pie mientras espera, o bien, tumbado, o en los casos de prácticas de yoga durante los intervalos de los pranayamas que figuran en esta obra.

Conoce los músculos del suelo pélvico

El objetivo de los ejercicios alquímicos es el fortalecimiento del músculo que se extiende desde el hueso situado en la parte anterior de la pelvis, el pubis, hasta el hueso que ocupa la parte más posterior, el cóccix.

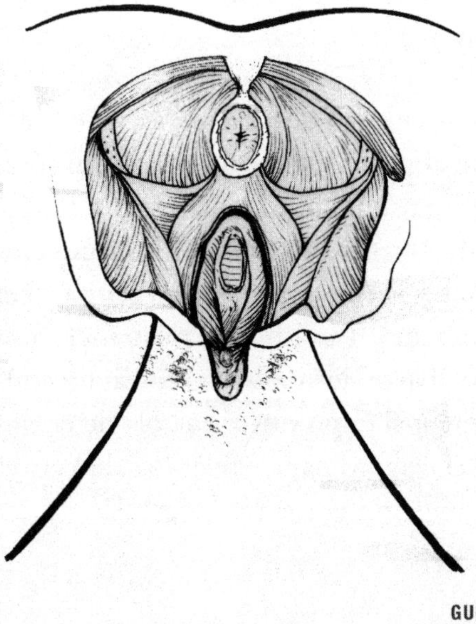

La pelvis es la parte del cuerpo que se encuentra entre los huesos de la cadera. El límite inferior de la pelvis es la parte que está entre las piernas, formada por varias capas de músculos elásticos. Los músculos se adhieren a la parte anterior, posterior y lateral del hueso pélvico.

Son principalmente dos músculos los que hacen el trabajo. El más grande se estira como si fuera una hamaca. El otro tiene forma triangular.

En primer lugar, se deben identificar correctamente los músculos que necesitan ejercitarse. Es posible que al principio encuentres ciertas dificultades para identificarlos y a la vez que contraes el músculo también contraigas las nalgas o los músculos de la parte baja del abdomen. Sin embargo, con un poco de insistencia, lograrás contraer sólo el músculo pubococcígeo. Éste es el principal músculo del suelo de la pelvis.

El objetivo es contraer y relajar de manera repetida el músculo pubococígeo. Ejercitar los músculos del suelo de la pelvis durante cinco minutos tres veces al día puede significar una gran diferencia en el control de la vejiga. El ejercicio fortalece los músculos que sostienen la vejiga y mantienen los otros órganos de la pelvis en su lugar.

Postura y objetivo

Pueden realizarse en cualquier postura: sentado, de pie o acostado. Es posible que al principio resulte más confortable practicarlos acostado, con las rodillas flexionadas y con los pies apoyados en el suelo. En esta postura imagina que los músculos que rodean la vagina o el pene y el recto "tiran hacia arriba". Esto sería la contracción del músculo. Tras intentar mantener unos segundos esta contracción, se "bajan" los músculos consiguiendo una relajación. El objetivo principal es producir una ola de energía sexual transmutada hacia el cerebro para activar los chakras y producir la vitalidad de la kundalini por todas las células.

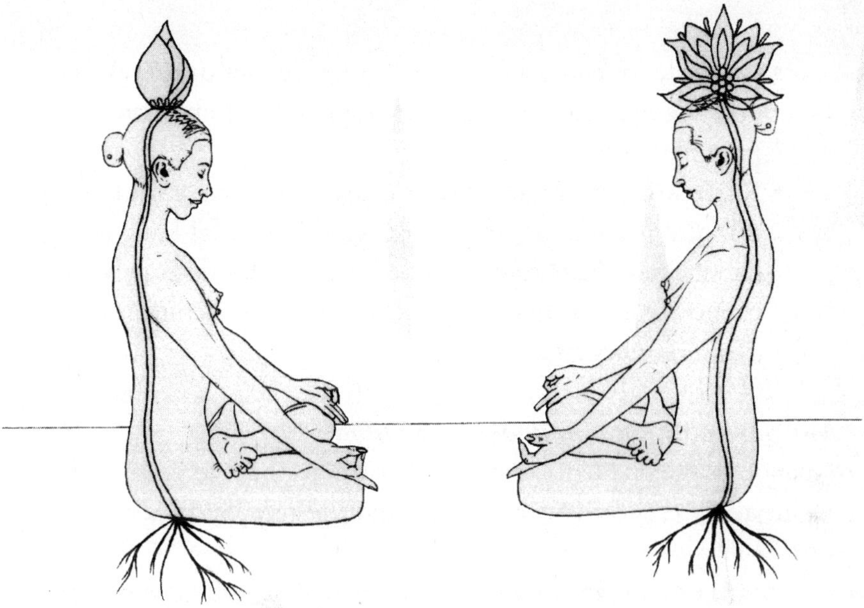

¿Cómo realizar los ejercicios de *asvini mudra*?

- Siéntate o túmbate cómodamente con los músculos de los muslos, nalgas y abdomen relajados. La primera vez se recomienda la posición tumbada.
- Contrae el anillo muscular alrededor del ano (esfínter anal) como si estuvieras tratando de controlar una ventosidad evitando apretar las nalgas.
- Relájalo. Repite este movimiento varias veces, hasta asegurar que lo realizas correctamente. En forma dinámica es llamado asvini mudra, cuando retienes la contracción durante unos segundos pasa a ser muladhara bandha.
- No aprietes otros músculos al mismo tiempo. Ten cuidado de no contraer los músculos del abdomen, piernas u otras partes del cuerpo. Contraer los músculos equivocados puede ejercer más presión sobre los músculos que controlan la vejiga. Sólo aprieta los músculos de la pelvis. No contengas la respiración.

- Antes de los ejercicios, los músculos débiles dejan salir la orina de manera involuntaria. Después de los ejercicios, los músculos fuertes retienen la orina.
- Repítelos, pero no exageres. Al principio, busca un lugar tranquilo donde te puedas concentrar bien (el baño o tu habitación). Acuéstate, contrae los músculos de la pelvis y cuenta hasta tres. Relájate y cuenta hasta tres. Repite de diez a quince veces en cada sesión.

Variante de mula o muladhara bandha

Cuando estés en el baño, después de realizar estos ejercicios, orina, deja salir el chorro de orina y detenlo por completo a la mitad, luego suéltalo de nuevo.

Realiza esta maniobra sólo para darte cuenta de cuáles son los músculos correctos. Como esta maniobra puede interferir con los complejos mecanismos reflejos que ayudan al funcionamiento adecuado de la vejiga, sólo la repetirás una vez por semana, para evaluar tu mejoría. El músculo que has empleado para cortar el chorro de la orina es el pubococcígeo, clave en el trabajo del sexo alquímico, tanto para las mujeres que potenciarán sus orgasmos como para los hombres que gobernarán su eyaculación.

Formas de realizar los ejercicios

Tipo lento muladhara bandha

Realiza la contracción del músculo e intenta mantenerla durante cinco segundos, y después relaja despacio el músculo. Realiza diez repeticiones.

Al principio, mantener el músculo contraído supone un esfuerzo importante, pero poco a poco va resultando cada vez más sencillo controlarlo y mantener su contracción el tiempo deseado sin mucho esfuerzo.

Tipo rápido asvini mudra

Se contraen y relajan los músculos tan rápido como se pueda. Se comienza con series de diez repeticiones cuatro veces al día, aumentándolas hasta hacer 50 repeticiones cuatro veces al día. Es posible que al principio se note cansancio en seguida. Es importante plantearse logros pequeños, como hacer unas pocas repeticiones más cada día. Con seguridad, en pocos días es posible ampliar el número de repeticiones sin notar fatiga. También se notará el tumo, el fuego del primer chakra, señal de que la energía kundalini está siendo activada.

Pauta de ejercicios

Contrae despacio subiendo los músculos hacia dentro tan fuerte como puedas, aguanta la tensión durante cinco segundos y relaja a los diez segundos. Repite esta secuencia diez veces cada mañana, tarde y noche. Se puede hacer lo mismo de manera rápida contrayendo y relajando sin esperar. Aumenta de manera progresiva a quince contracciones (unas lentas y otras rápidas) tres veces al día; después a veinte, para continuar con el mismo número pero cuatro veces por día. Realiza veinte más cuando sea posible.

Adquiere el hábito de realizar los ejercicios asociados a alguna actividad cotidiana, ya sea contestando el teléfono o sentada en la oficina. Si eres constante y regular se puede sentir mayor energía sexual rápidamente y notarás mayor lucidez mental. Se puede comenzar realizando series de diez a veinte contracciones/relajaciones varias veces al día.

Al principio puede parecer difícil encontrar tiempo para su realización, pero poco a poco, a medida que se comprueba la facilidad de practicarlos en cualquier momento y circunstancia, no habrá excusa para no hacerlos. Hay mujeres que realizan sus ejercicios cada vez que hacen sus tareas cotidianas. No importa dónde ni cuándo. Lo importante es que estos ejercicios se integren dentro de las actividades cotidianas como si fuera la limpieza de los dientes. Es fundamental la constancia en su realización.

Haz los ejercicios por lo menos tres veces al día. Y realízalos todos los días en tres posiciones: acostada, sentada y de pie. Tú puedes hacer los ejercicios mientras estás acostada, sentada frente a tu escritorio o parada en la cocina. Aunque es mucho más poderoso y recomendable practicarlos durante las meditaciones y técnicas respiratorias para que la energía en el cuerpo forme la alquimia que buscamos.

Hacerlos en las tres posiciones fortalece los músculos. Ten paciencia y no dejes de hacerlos, ya que son fundamentales en la alquimia sexual para movilizar la energía. Son solamente cinco minutos, tres veces al día.

Ventajas de los ejercicios del suelo pélvico

La realización de los ejercicios del suelo pélvico no precisa de preparación física especial ni aparatos, y se pueden llevar a cabo en cualquier lugar y casi en cualquier situación. Hombres y mujeres con incontinencia, así como mujeres con anorgasmia y hombres con eyaculación precoz, pueden beneficiarse especialmente con estos ejercicios. Es importante que las mujeres de todas las edades conserven la fuerza de los músculos del suelo pélvico.

Errores comunes

Es importante hacer los ejercicios de forma correcta. Los errores comunes incluyen contracción de los músculos del estómago, los músculos de los muslos y de las nalgas, o aguantar la respiración. Concéntrate en mantener los músculos de su estómago, nalgas y muslos relajados. Los músculos que deseas usar son los músculos pélvicos.

Capítulo 5

LA REVOLUCIÓN ENERGÉTICA DE LA SEXUALIDAD ALQUÍMICA

El sistema de sexo alquímico que he diseñado tiene como consigna detenerse cada diez minutos aproximadamente durante el acto sexual, quedando en la postura del yab yum, el hombre sentado con las piernas cruzadas y la mujer encima pecho a pecho incluida la penetración.

La ventaja es que al detenerse en esta ásana respirarán 21 veces seguidas de forma profunda y lenta, sin ningún movimiento de las caderas ni del resto del cuerpo, sólo en un abrazo íntimo. Esta respiración provocará que crezca una ola de clímax mucho mayor, detendrá la eyaculación y magnetizará los cuerpos. Haz el experimento: cada diez minutos se detienen y respiran profundamente al unísono para continuar luego. El hombre no tendrá urgencia por eyacular ni mucho menos, y el deseo crecerá en intensidad. Al usar la alquimia en tu sexualidad te desprendes del instinto y tienes la maestría del cuerpo y el deseo.

La mujer encenderá la diosa de fuego que lleva dentro. Además pueden prolongar el acto el tiempo que quieran. A medida que avanzan realicen menos repeticiones de respiraciones profundas: 21, 14, 7, 3. Intercambiar las respiraciones por la nariz y también por la boca, sintiendo la energía que exhala tu amante. Al seguir este circuito tendrán en la mano el acelerador y el freno del instinto, y no se detendrán hasta que estén plenamente satisfechos y llenos de energía. Y este ritmo los llevará directamente al sexo meditativo, consciente y donde sentirán la expansión de la conciencia.

El ritmo femenino

El principio femenino, que es venerado, respetado, investigado y aceptado por el camino tántrico, tiene muchos misterios. El primero y más importante misterio es que los humanos pasamos nueve meses dentro de un cuerpo femenino. La mujer es la portadora de la vida, tiene una misión sagrada, es la diosa que constantemente permite y gesta la continuidad de la especie. Esos nueve meses otorgan a la mujer una paciencia infinita. Y, en el terreno sexual, la mujer es paciente y receptiva: impulsa, abraza, invita a la interiorización. Hasta que enciende su motor sexual, una mujer tiene un tiempo y un camino distinto del masculino. La mujer necesita activar el oído, el tacto, los besos, las palabras, los susurros, la delicadeza. A la mujer se le entra por el oído, la piel y el corazón. De esta forma, su preparación es distinta. No necesita una flecha repentina, sino una brisa de primavera suave y delicada que poco a poco encienda el fuego.

Por tanto, la sensualidad, la seducción (llevar hacia adentro), la proximidad a la intimidad debe ser cautelosa, como quien se acerca a un felino. Las mujeres son felinas por naturaleza, y esto les da un halo de misterio, deseo y hambre por la vida y el placer.

El ritmo sexual femenino necesita un poco más de ritual, tiempo para activarse. Por ello la estimulación a la mujer debe ser más holística, en todo el cuerpo. Si una mujer recibe, por ejemplo, una serie de besos en el cuello, mordiscos suaves y un tacto delicado que recorra las axilas, los senos, las manos, el ombligo y los muslos, en instantes estará lista para entregarse por completo. Las claves para despertar el ritmo femenino son delicadeza, suavidad, intuición y rodear las zonas erógenas sin quedarse mucho tiempo en ninguna en particular, para encender todo el cuerpo en conjunto. Luego su sexo estará receptivo como una flor para la llegada de la energía masculina.

En el acto sexual en específico es conveniente que haya momentos en que la mujer se active, cuando su enorme caudal sexual esté al máximo, y el hombre se vuelva pasivo y receptivo. En los momentos cuando la mujer está encima del hombre, él debe respirar profundamente y hacerse uno con su compañera, sentirla, dejarla libre, salvaje, impulsiva, que emita una lluvia de energía sexual orgásmica por su cuerpo y el ambiente. Cuando una mujer está satisfecha sexualmente, tiene ganas de vivir, cantar, danzar, celebrar, está siempre dispuesta, se emociona, se siente plena, como una luna llena que inunda la noche.

Los beneficios fundamentales que la alquimia sexual ofrece a las mujeres son mayor liberación, menos mente, más sentir, menos represión, más capacidad multiorgásmica y mejor conocimiento del cuerpo.

El ritmo masculino

Instintivamente, el ritmo masculino es directo y veloz. El nuevo hombre que utiliza las técnicas del sexo alquímico deja de ser un áspero amante para convertirse en un sensible amante consciente. Y esto no es una desactualización irrealizable si no la posibilidad de una semilla en convertirse en una flor. El amor nos hace florecer cuando somos maestros expertos en el arte de la energía amorosa. Un hombre inteligente descubre un nuevo universo, entra sigilosamente en el misterio y los deleites del cuerpo femenino (o masculino). El hombre que se rige por el prototipo del gran macho está fuera de circulación. Las mujeres quieren hombres sensibles, delicados y emotivos (sin que por eso ellos pierdan poder ni mucho menos), una masculinidad refinada, de buen gusto y con buen humor. Los hombres que no conocen su cuerpo y su potencial padecen de limitaciones emocionales, se quedan cortos a la hora de seducir y no manejan a voluntad el tiempo de su eyaculación o la supresión a cambio de la capacidad orgásmica sin eyacular.

Claro, es un entrenamiento. Si aún te riges por principios obsoletos como: "Los hombres no lloran" o "Aguante como un macho", te será difícil ver los colores que propongo.

En lo puramente sexual el hombre puede evolucionar a sus sensaciones holísticas en todo su cuerpo y descentralizar el poder de la zona del pene. Al dejar que las corrientes de energía sexual se amplifiquen, los dos miembros de la pareja se estarán beneficiando del arte del amor. La mujer, porque tendrá un hombre que es un océano de sensibilidad; y también el hombre, porque fortalecerá su masculinidad, voluntad y capacidad para ordenar correctamente su energía.

El hombre tiene que saber que los antiguos libros taoístas sobre el arte del amor y del sexo indican que hasta que una mujer no tiene mil penetraciones en un acto sexual no está satisfecha. ¿Te has preguntado cuántas veces mueves tu pene dentro de la mujer? Mucha gente piensa que sólo son los breves minutos que normalmente dura un acto sexual, y he escuchado todo tipo de historias en mis consultas: desde tres hasta diez minutos. Esto es muy breve, no ha comenzado siquiera y ya concluye, has encendido a la mujer y la dejas a medias. Es como si le dijeras: "Ven, que te llevaré a un crucero por el Mediterráneo y las islas griegas", y cuando el barco se pone en marcha le dices: "Terminó el paseo, ¿te ha gustado?" "Pero, ¡si no hemos zarpado!", respondería la mujer.

Los beneficios que el uso de la sexualidad alquímica tántrica aportan a los hombres es la maestría en el sexo y la sensibilidad para crear círculos energéticos, comprender su vitalidad y domesticar el instinto ciego. Permite que el hombre se deleite en el cuerpo femenino y permita que la sabiduría de ambos aporte un encuentro que una lo sexual y lo espiritual.

Del placer al éxtasis

Todos somos hijos del placer y padres de nuestro propio éxtasis. Me encanta la etimología de las palabras, los griegos nos han dejado un legado enorme. Éxtasis significa salir fuera de uno mismo. Y al salir de la mente, de los conflictos, de las limitaciones humanas, sales a un mundo de expansión, conciencia y deleite. Conoces el universo y los dioses como lo enseña el Oráculo de Apolo, en Delfos. El placer es una corriente constante de vida. Es una elección natural vivir para los placeres o vivir para el esfuerzo, la seguridad y el futuro. A esta gente la cara se le pone como una máscara de hierro, no pueden sonreír, no pueden liberar una buena carcajada. Ponen mil excusas para seguir el camino del placer. Piensan que antes de experimentar placer tienen que hacer esto o aquello. La vida está para vivirla, es un presente que se disfruta en el presente. Vive disfrutando, báñate con placer (¿no lo haces muy rápido?); come con placer (¿masticas y sientes tus alimentos o sólo tragas?); camina con placer (¿vas con prisas a todos lados u observas los paisajes?); haz el amor con placer y durante mucho tiempo. Y así, la vida se transforma en una sucesión de placeres. No es difícil experimentarlo: la mente es como una computadora, tiene teclas internas que puedes activar. La tecla del esfuerzo, la del sufrimiento, la del deleite, la de la celebración y miles más. Aprieta diariamente la tecla del placer y verás cómo la vida se transforma en una sucesión de placeres. Es una actitud. Tienes que estar con la conciencia despierta y orientada a sentir placer en lo que haces. Trabaja con placer, camina con placer, come con placer, siente el sol con placer, levántate por la mañana con el placer de vivir otro día, danza con placer. De esta forma hay una corriente continua de bienestar porque tú lo generas internamente con tu actitud.

Mucha gente se queja de la falta de tiempo, ¡pero en esto no tienes escapatoria! Es tu arte o nada. O le pones el toque de inspiración y actitud para sentir los acontecimientos que se van tejiendo en un hilar de placeres, o te quedas sin nada, con la rutina monótona. Así no tendrás nuevos colores. Los placeres son colores que tiñen el día a día de un nuevo arcoíris, distinto cada vez.

Y el placer no es el gozo; el gozo es el perfume del placer. Una corriente continua como una brisa existencial. Gozar es sentir el deleite de la vida en todas sus formas. La capacidad de gozo es la elevación de la sensibilidad y la captación de la belleza en todas sus manifestaciones.

El éxtasis, en cambio, es la posibilidad más elevada de un ser humano para sentir la conexión con el universo. Éxtasis es escapar de las murallas como un perfume indetenible de felicidad. Cuando traspasas los límites de tu personalidad y estás en directa relación con la realidad, cuando la sensación de amplitud te supera, te invade y te vuelve uno con todo. Hay mucha gente que no ha sentido éxtasis en su vida. Otros, en cambio, utilizan drogas de forma facilista y destructiva. En cambio, la naturaleza puso al sexo como la materia prima donde puedes fabricar el éxtasis de tu vida. La fuerza motora de vida canalizada con la alquimia sexual puede llevar a un ser humano a experimentar el éxtasis que se produce al salir de las fronteras de la mente. Si hay mente no hay éxtasis: hay control, vigilia y límites. Poco a poco fabrica la energía y verás que un día explota en tu interior y te dejará ver todo desde la cumbre.

El sexo alquímico: lo primero de la lista

El gran error de la mayoría de los fatigados trabajadores del mundo es que el trabajo tiene más prioridad que el amor. Y siempre el racionalismo salta como una rana loca y afirma: "Pero con amor no puedo pagar mis gastos". Por supuesto, pero puedes trabajar con amor y también adelantarte o darle más importancia al amor y al sexo que al trabajo. Seguirás trabajando igual pero con distinta actitud. El uso de las técnicas de alquimia sexual hará que tengas energía extra para rendir en todas las actividades diarias. Pero si llegas fatigado a casa y dejas el sexo para después de cenar, tendrás un mal resultado.

Es conveniente buscar otros horarios o realizarlo antes de ir a trabajar. Recuerda que en tus ocho horas libres que no trabajas tienes tiempo suficiente para encontrarte con tu amante.

No es una elección inteligente dejar el sexo para lo último: debe ser lo primero ya que es el combustible de la transformación energética, de la visión celebrativa de la vida, de la intuición desarrollada y de la capacidad creativa. Si casi todos los días usas estas técnicas sexuales tendrás muchas ventajas en tu rendimiento energético y en el beneficio de tu estado interior lleno de plenitud y claridad.

La gran alquimia es unir sexo y meditación

La unión del sexo y la meditación aporta éxtasis. La fuerza de la vida con la fuerza de la conciencia. La generación de una corriente energética-existencial que inunda el corazón y la piel. La meditación significa estar en el centro de uno mismo. Al sumar la meditación a la actividad sexual es como tener un gran barco (la energía sexual) con un excelente capitán (la conciencia). De la misma forma en que un navío necesita una guía para saber dónde llegar, nuestra energía sexual instintiva necesita la dirección que la meditación ofrece.

Meditar es divertido, profundo, no ocupa lugar ni tiempo, es una actitud, es la relajación y detención de la mente con sus parloteos y resortes críticos, moralistas y represores. Incluso también detiene a la mente lujuriosa. La meditación propicia que la experiencia del sexo inteligente sea una experiencia de desnudez del cuerpo y de nuestro interior. Genera sensibilidad, amplifica el placer porque es posible sentirlo con más expansión interior, dotándote así de poder y sutileza. Los amantes se vuelven dioses, de cuerpos y almas en unión. Además, con la meditación la actividad sexual es más divertida, más intensa y más ordenada. La meditación silencia el instinto ciego desbordado. Cuando el instinto con su fuerza reproductiva te hace eyacular sin que quieras o no te deja tener un orgasmo real, tú te quedas relegado a un segundo plano. La meditación amplía enormemente el tiempo de la experiencia sexual de la misma manera que amplía tu capacidad interna. No eres un simple animal que jadea unos minutos, se fricciona con otro cuerpo, dice cuatro o cinco palabras sin sentido y ¡chaz! eyaculación y conclusión. Eso no es inteligente, es la misma copia que hace un perro o un caballo para reproducirse. Nuestra conciencia de seres humanos sabios nos desliga de lo puramente instintivo y animal. Al inicio la fricción es similar, pero cuando empieza a calentarse tu motor sexual lo detienes como quien hace pausas al subir una montaña. Miras el paisaje, te deleitas, tomas conciencia de que tu mujer o tu hombre está allí, completamente desnuda para ti, con entrega. Puedes besar, chupar, oler, mirar, tocar por todos lados, descubrir su universo en el cuerpo y sentir aquello que provoca que la piel se ponga como de gallina, la sensibilidad erótica, el juego de la energía sexual. Disfrutas. Gozas. Sientes. Meditas. Cambias de postura. Te sientes en completa satisfacción. Y al meditar se inicia la elevación energética de la energía kundalini, el motor psicosexual que tienes en el primer chakra. Al subir este fuego ígneo comienzan a encenderse y potenciarse cada uno de los centros energéticos, tus chakras. Éste es un punto clave a la hora del éxito en el sexo alquímico, en la fabricación del fuego amoroso entre los amantes para activar el ADN y el cerebro, de lo contrario con el tiempo viene el fantasma de la rutina, la falta de deseo y la búsqueda de nuevas energías.

Meditar es estar plenamente en el presente, con los sentidos despiertos, alerta y con una receptividad abierta y activa. Meditar es abrir las fronteras de la mente, sentir el silencio como un amigo. Es derrumbar la sensación de soledad. Un momento dorado que continúa todo el tiempo cuando conduces, cuando amas, cuando trabajas, cuando comes... ¡Eso es vivir la vida al máximo! Tienes despertar, no estás con la conciencia dormida sino con atención, creatividad y alegría. La gente que medita se ríe, es abierta, no tiene defensas psicológicas ni emocionales, se expresan, son dulces, simples, divertidos.

La meditación aporta buen humor y claridad, es un eje donde se mueve todo el círculo de tu existencia en concordancia con la vida. No tienes frenos ni pensamientos extraños en tu cabeza y, sobre todo, te ayuda a saber quién eres detrás de toda máscara (detrás de la falsedad y la hipocresía), y de toda actividad copiada de la masa. ¡Al meditar eres puramente auténtico!

La imaginación activa la energía sexual

La imaginación tiene dos caminos: imaginas cosas negativas o cosas positivas. Si le imprimes mucha energía, ambas posibilidades se vuelven en realidad. Imaginas cosas negativas que nunca ocurren y acarreas ese peso en la mente. Muchas personas, por temor a que el vecino las vea danzando desnudas dentro de la casa o simplemente tomando el té, cierran las cortinas, se ocultan de los demás, como un topo. Miedo, miedo, miedo a que ocurran problemas. Miedo al futuro, miedo a la muerte, miedo a vivir con plenitud, miedo a desplegar las alas. Imaginas cosas que no suceden. Pero, ¿y si imaginaras que sí pueden suceder cosas positivas? Esto es lo que distingue a una persona con éxito y con confianza en sí mismo. La imaginación es una fuerza neutra, el objetivo lo pone cada uno. Y es un poder inmenso, porque primero la gente imagina algo que quiere crear (una torre, una carrera, un negocio, una relación) y luego se pone a fabricarlo. Pero si imaginas cosas negativas tienes que estar consciente y saber que tú las generas (y no lo hace un dios que te castiga). Uno mismo fabrica momento a momento su destino, pone al dios interior en acción. La imaginación en todos los órdenes de la vida es una brújula que nos orienta hacia la victoria o la derrota. De la misma forma, en el terreno sexual pueden pasar tres cosas.

Una es que imagines cosas negativas: que tu mujer o tu hombre se vaya con otro u otra (frente a lo cual no puedes hacer nada si existe el deseo); la otra situación es que imagines que quieres tener sexo con la mujer o el hombre de tus sueños, quienes sólo existen en tu imaginación, y eso te enciende sexualmente. Cuando piensas en alguien que te atrae, normalmente hay deseo, aunque sabes que no lo conseguirás, y si hay más y más entonces te masturbas, y la consecuencia es... ¡que te quedas más turbado que antes!

El tercer punto del uso de la imaginación es la actividad mágica. Te asombrará saber que la misma raíz de la palabra imaginar es la misma que la de la palabra magia. Cuando uno imagina está haciendo su propia magia personal. Puedes imaginar que tu energía va proyectada hacia tus centros energéticos, el corazón de tu amante o un proyecto personal.

Cuando la energía sexual está despierta, cuando está abierta la puerta de la vida, puede generar un nuevo ser o lo que tú quieres que genere. Si la energía sexual ha podido gestar toda la humanidad, ¿cómo no va a ser capaz de gestar lo que deseas?

En el momento del orgasmo, cuando quieras realizar el ritual de la imaginación, es tu función hacer que en ese mismo momento toda la energía que la vida está moviendo a través de tu cuerpo, contigo y tu amante con el ojo mental abierto, imaginar algo que quieran concretar para su crecimiento.

Ésta es un arma poderosa, es su responsabilidad dónde poner el blanco. Sabiendo también que toda energía vuelve doblemente ampliada. Usar la energía orientada hacia lo positivo, la belleza, el crecimiento interior y el éxito material. Toda persona tiene latente la riqueza y la plenitud en todos los aspectos de la vida humana.

Capítulo 6

SEXO Y EXPANSIÓN DE LA CONCIENCIA

En la actualidad, el estrés, la tensión y la falta de concentración, así como la pérdida de una conciencia sagrada están identificando a la masa de la humanidad actual. Muchos estudios y el aval de la ciencia del yoga y de la meditación hablan de la meditación como una herramienta maravillosa para alejarse de estas circunstancias y expandir la conciencia.

Mucha gente busca expandirla mediante drogas que destruyen las células del cerebro. Como mencioné antes, la meditación unida a la actividad sexual es lo que genera un gran cambio interno.

El tantra expande los parámetros del condicionamiento para abarcar la individualidad entera de una persona. Todas las impresiones sensoriales y los pensamientos, iniciados o experimentados por el individuo, se combinan para formar la identidad de su ego. Entonces, en un estado puro incondicional, la mente cambia completamente el ego restrictivo y lo sustituye por la identidad de la conciencia universal. La individualidad se transforma en un sentimiento de unidad con todas las cosas. Este acto de despojarse de condicionamientos de la mente es facilitado por la meditación. Al identificar la mente con la conciencia esencial, más allá de la visión preconcebida del ego, éste se reduce poco a poco, revelando una identidad más significativa y una visión del mundo que es clara, fresca y sin prejuicios.

A veces, durante la reflexión profunda nos cuestionamos quiénes somos. Nuestra mente inquiere la pregunta fundamental de: ¿qué es la conciencia? El entendimiento contemplativo de que poseemos conciencia es un misterio sin resolver. Es un estado avanzado de auto-observación, el espejo de nosotros mismos. Si estamos pensando todo el tiempo en cosas externas y diversiones, perdemos el otro polo de la energía, cuando se convierte hacia adentro.

Como el físico que examina la base de la materia, la mente despejada contempla la base de la conciencia humana. Sin embargo, raras veces nos alcanza este pensamiento ya que estamos ocupados viviendo y sumergidos en la interminable tarea de satisfacer tanto nuestras necesidades físicas y mentales, como las de los demás. De forma gradual somos bloqueados ante la idea de conciencia, que simplemente damos hecho.

La meditación en solitario y la meditación sexual son un alivio, un tiempo en que podemos de nuevo hacer contacto con nuestra propia conciencia. Es una oportunidad para penetrar la superficialidad de nuestros procesos mentales cotidianos y profundizar en nuestras mentes, de manera que cuando retornemos a nuestra existencia diaria le encontremos un nuevo sentido y significado.

En la meditación, la mente ya no es más objetivada o absorbida por el mundo fenomenal, sino que es concentrada en la conciencia que somos y que nos aporta una nueva visión.

Con la meditación en la actividad sexual no sólo estamos ampliando el gozo, el deleite, sino que nos acercamos al éxtasis, un estado meditativo y placentero donde las fronteras del ego pierden sus límites y en el que dejamos de reconocernos como una personalidad formada y nos miramos más como un alma libre. En esta libertad, el perfume que destilamos es el amor, la sensibilidad, la atracción y la comprensión de que el universo está interrelacionado como un tejido.

Cuando la meditación llega a ser tan profunda que todos los sentimientos de individualidad se consumen en un solo pensamiento de la conciencia cósmica, los amantes de sexo alquímico pueden lograr la total absorción mental, conocida como *samadhi* o *nirvana.* En este estado se experimenta el éxtasis trascendental de unión con la conciencia cósmica y la unión de los principios de la vida. Y, obviamente, no aparece el vacío ni se presentan sentimientos de carencia, sino que se vivencia la gran unión con la vida misma, la plenitud existencial, la paz de recordar que somos eternos.

La influencia del sol, la luna y el deseo sexual

El sexo no es la unión de dos cuerpos, sino de dos fuerzas a través de dos cuerpos y dos almas. Esta dualidad puede fusionarse y generar un poder único, el poder de las dos fuerzas hechas una. No se trata de este hombre o aquella mujer, sino del sol y la luna que se unen para despertar a lo divino del ser humano, del nuevo *homo* universal. Hay que reunir las dos naturalezas, la masculina y la femenina, e integrarlas conscientemente.

Ellas no forman sino un solo cuerpo, que es el andrógino o hermafrodita de los antiguos. Así, el estado del andrógino de completa unidad es una de las metas: conocer el secreto origen que impulsa al hombre y a la mujer mutuamente mediante la atracción sexual. Este secreto energético se describe también en las obras de alquimia antigua; Carl G. Jung basó sus estudios en estos textos. También Wilhem Reich investigó la ciencia secreta del sexo. Y recientemente, de manera más amplia lo ha hecho nuestro querido Osho por medio de las técnicas tántricas de meditación y los conocimientos sobre el misterio del sexo.

En el cuerpo, el sol se encuentra en el plexo solar y la luna en la zona del entrecejo. Una práctica del método de alquimia sexual consiste en juntar la saliva durante el acto sexual y pasarla al amante. El receptor traga la saliva altamente energética del polo opuesto para recargar el propio y viceversa.

El hombre despierta las cualidades más importantes de la mujer: cariño por el cuerpo, compasión, energía, ternura, sensibilidad, paciencia; y en la mujer se despierta el coraje, el ímpetu y la virtud masculina. Este traspaso de fuerzas que busca despertar el andrógino en cada uno es maravillosamente simbolizado por dos miniaturas en un manuscrito del siglo XV que Jung ha reproducido en su obra *Psicología y alquimia*.

Se trata de la preparación para el enlace de los amantes y toca a ambos sexos simultáneamente, el árbol de la vida es visto crecer del vientre del hombre y de la cabeza de la mujer; como si el hombre, para llegar a ser merecedor de una unión auténtica, tuviera que despertar la parte femenina en sí mismo, que renunciar al razonamiento de la cabeza para sentir el movimiento de sus entrañas; y como mujer, despertar su parte masculina liberándose de la represión o los miedos. Sospecho que los alquimistas (al igual los gnósticos) conocían no solamente el matrimonio propiamente dicho, sino ciertas técnicas eróticas similares al tantrismo y dirigidas a despertar la energía del sexo sin permitir que se desgaste en la emisión seminal.

Estimula tus sentidos

Para la mayoría, la realidad que se percibe con la ayuda de los cinco sentidos es la única, o al menos la tratan como tal. Así como la persona que vive en una localidad particular toda su vida y cree que ése es el único lugar del mundo, de igual forma creemos que nuestra limitada percepción de las cosas es completa.

La ciencia ha mostrado hasta qué punto son limitados nuestros sentidos. Solamente una pequeña porción del inmenso espectro de ondas luminosas que penetran la existencia diaria son percibidas por nuestros ojos y, de igual modo, tan sólo una fracción de las ondas sonoras son captadas por nuestros oídos. En total observamos sólo una pequeña parte de la realidad que la ciencia afirma conocer.

Aún más sorprendente resulta el hecho de que al analizar a nivel subatómico lo que podemos percibir, encontramos que esta realidad no existe en los mismos términos en que la observamos. Lo que vemos como materia sólida, en un nivel subatómico corresponde a numerosas partículas que se mueven a grandes velocidades en enormes áreas de espacio vacío. El hecho que incrementa aún más este dilema consiste en que actualmente los científicos no pueden determinar si estas partículas tienen alguna sustancia real. Entonces, lo que antes creíamos que era tangible y definido, es desconocido en otros niveles de medida y convierte en un absurdo nuestra comprensión y percepción.

Las innumerables longitudes de ondas conocidas por la ciencia a través de instrumentos muy sutiles no existían para las personas que vivieron hace más de un siglo. La ciencia ha descubierto estas ondas y ha aprendido a utilizar el nuevo conocimiento. Se puede especular sobre lo que la ciencia podría encontrar en el futuro, pero hace milenios el tantra ha reconocido la miríada de formas vibratorias que existen a través del universo y ha descrito el proceso de creación en términos de longitudes de ondas.

Hasta ahora, la ciencia ha descrito únicamente la materia y la energía física en términos de longitud de onda. El tantra también explica la mente y la energía psíquica en términos de formas vibratorias u ondulares. Lo que percibimos con nuestros sentidos y que la ciencia capta con la ayuda de instrumentos es, según el tantra, sólo un nivel de realidad relativa, el más burdo. Por encima de la realidad física se encuentran varios niveles mentales que no pueden ser explorados con el uso de instrumentos físicos ni con los sentidos, sino que deben ser comprendidos por medio del uso de instrumentos más sutiles: la mente, el sexto sentido, el sentido interno. Y este sentido se expande enormemente en la práctica sexual.

Y lo hacemos también mediante la meditación como un medio para sintonizar la mente, retirarla de la apreciación puramente sensorial del mundo. Entonces podremos apreciar las esferas más sutiles de la existencia y reconocer la belleza profunda del mundo en que vivimos.

Estimular los sentidos y después despertar el sentido interno es lo que buscamos mediante la alquimia sexual.

Triple estimulación para la transformación

La estimulación de la energía sexual puede realizarse a través de tres vías:

1. El tacto en las zonas erógenas.
2. El contacto de las lenguas en un beso desencadena inmediatamente el despertar sexual.
3. El sexo oral mutuo.

De esta forma realizamos una triple estimulación que magnetizará los cuerpos y preparará para la conexión energética-sexual-espiritual. Estando conscientes en medio de la vorágine de energía e instinto que se despierta para que dicha fuerza no nos haga perder el punto de equilibrio y sirva como transformación para estar más conscientes, más sensibles y más atentos.

El sexo oral

El estímulo del sexo oral despierta los canales energéticos de ambos en la zona de la columna y por el área delantera. En la tradición tántrica y taoista esto se conoce como la órbita microcósmica. Desde el perineo, por la columna, hasta el cerebro, descendiendo por el entrecejo y finalizando debajo de la nariz es el canal masculino o vaso gobernador. Y desde debajo de la boca, descendiendo por la garganta, el pecho, el ombligo y finalizando en la zona sexual está el canal femenino, vaso concepción. Cuando hay simultaneidad en el sexo oral, ambos a la vez, en la postura del cuervo o el 69, estos conductos se estimulan y llevan la energía sexual por todo el cuerpo.

El sexo oral es un beneficioso despertador energético y magnetiza ambos cuerpos al unísono.

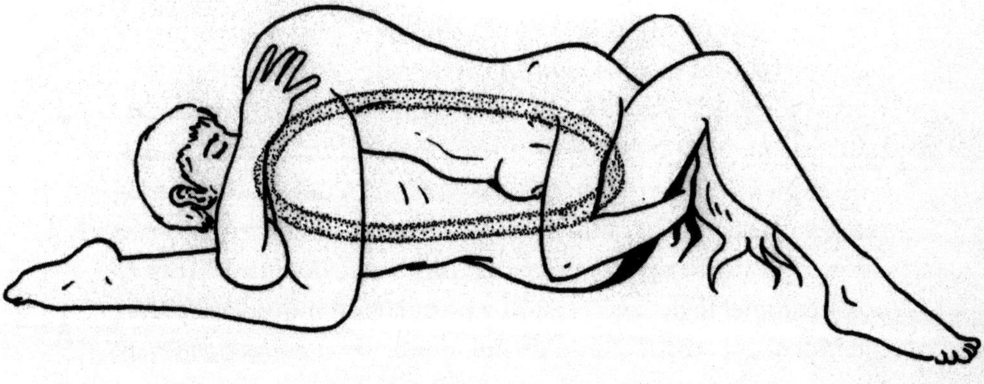

Eyaculación femenina, el néctar de las diosas

Una mujer es esencialmente yin, como el océano, profunda, misteriosa, acuosa. El tantra, que es un camino matriarcal, considera a la mujer como una energía yin inagotable, fresca, receptiva y fértil, de un poder tal como lo es su capacidad de recibir otra vida dentro de ella. Pero muchas mujeres han perdido el contacto con su energía más profunda yin y hoy han cultivado sobre todo su lado yang, producto de una carencia de conversaciones sexuales apropiadas, del aprendizaje de condicionamientos sociales y dogmas religiosos, tomando como referencias los contenidos de la televisión, las películas y la anatomía básica aprendida en el colegio. Pero nunca es tarde para despertar la conciencia y entender la belleza que hay en el sexo. Conocer sobre el clítoris, por ejemplo: es un músculo que contiene ocho mil terminaciones nerviosas. El tantra afirma que está directamente conectado con la glándula pineal. Hay que saber qué es la eyaculación femenina y comprenderla. Se trata de un líquido muy claro y ligero, la *amrita* (nombre que se le daba en la antigüedad al elixir de las diosas). Se han hecho investigaciones recientes que explican el fenómeno.

Hace dos mil años las culturas del taoísmo y tantrismo intentaron cultivar estados espirituales elevados del conocimiento a través de técnicas sexuales para alcanzar la inmortalidad. Dichas prácticas parecen haber sido iniciadas en China y en la India. Acercamientos experimentales a la vida y a teorías microcósmicas y macrocósmicas, tomando al cuerpo como espejo interno de la naturaleza externa. Prácticas físicas sexuales que buscan el amor consciente del cuerpo sutil y postulan un universo multidimensional gobernado por lo divino, donde las energías polares de Shakti —Shiva o yin— yang, del Cielo y la Tierra, presentan una unidad no dual y misteriosa que baila en el plano físico dentro de nosotros.

La amrita es altamente energética y se debe beber como algo alquímico, sagrado y erótico. Saber que una mujer eyacula y que, al contrario de lo que nos enseñaron (o no) en el sexo, los hombres no son los únicos que pueden ocasionar una eyaculación. Con la estimulación apropiada del punto G, el área esponjosa ubicada a dos pulgadas sobre la pared anterior de la vagina, las mujeres pueden eyacular el fluido de olor dulce desde conductos ubicados alrededor de la uretra. El masaje del punto G es una técnica tántrica común. La amrita, al igual que el semen, es un líquido que contiene proteínas, químicamente diferente a la orina. La experiencia eyaculatoria de la mujer varía de acuerdo con cada una. Algunas eyaculan una cantidad pequeña de fluido y otras empapan las sábanas. Se estima que diez por ciento de las mujeres eyacula. Pero ese número es ínfimo considerando que la mayoría de las mujeres ha tenido vergüenza al admitir que lo hacen o no, a pesar de saber que el fenómeno existe. El silencio alrededor del tema es suficiente para hacer que una mujer se vuelva paranoica, y con buena razón. La sexualidad iniciática, en especial la femenina, no ha recibido mucha atención hasta ahora. Pero lo más importante es que las mujeres tomen conciencia de que son capaces de eyacular.

El orgasmo y multiorgasmo femenino

El orgasmo es la cima de placer en cada mujer, aunque no siempre el máximo objetivo. Esto produce satisfacción y plenitud. La falta de satisfacción sexual en la mujer se denomina anorgasmia, y es la imposibilidad de alcanzar el éxtasis sexual. Para hablar de anorgasmia femenina, debemos primero hablar del orgasmo en la mujer.

Fisiológicamente, el orgasmo es la descarga de tensión sexual acumulada luego de un estímulo constante y progresivo, que se produce por la contracción rítmica de los músculos pubcoccígeos, pero esa información está en todos lados. Nosotros vamos a intentar ensayar algunas definiciones de orgasmo como experiencia vital para la mujer.

El orgasmo es una experiencia absolutamente individual en cada mujer, pero en términos generales podríamos decir que se trata de una reacción placentera que acontece y avanza arrasando en la subjetividad y el cuerpo de la mujer, luego de un período más o menos largo de estímulo sexual sostenido y habiendo alcanzado un grado de excitación sexual alto. Es una experiencia vital, de plenitud, de encuentro profundo y esencial, consigo misma, con su capacidad de construir el placer y gozar de él, efecto de ensanchamiento de la conciencia de sí misma, una dínamo erótica, capaz de producir placer en ella.

Si bien se dice que el orgasmo es la contracción involuntaria y rítmica de los músculos pubcoccígeos, el orgasmo no siempre es eso, o no es sólo eso. No existen parámetros de qué es orgasmo ni de qué no lo es, más que por sus efectos sensoriales posteriores. El orgasmo entonces —diverso en cada mujer— acontece si es el portador de una secuela de calma y aquietamiento, agotamiento físico, satisfacción, plenitud. Una experiencia sensorial que decaerá en un período más o menos largo de tiempo, y luego del cual la mujer está predispuesta para la próxima vez.

Puede acontecer por el estímulo de la vagina (por penetración), el clítoris (por estimulación directa o indirecta), los pechos, los glúteos; por el estímulo de las palabras, los besos profundos, los sonidos; por el manejo y control del ritmo respiratorio, las contracciones musculares; por el estímulo de cualquier zona corporal y capacidad motora y sensorial capaz de acumular la suficiente carga de tensión sexual que produzca su descarga rítmica y acompañada de una sensación placentera, en una reacción refleja.

Puede presentarse a modo de un pico placentero único, de varios picos placenteros uno detrás de otro, de lo que el tantra llama "oleadas de vida", tanto en una elevación como en un descenso en su sensación placentera. Todos los modos del orgasmo en la medida que produzcan esa sensación placentera, relajante y con sentimientos de plenitud de la tensión de la excitación son absolutamente normales.

Atrás han quedado mitos que hablaban de orgasmos adultos e infantiles según fueran por penetración o estimulación clitoridiana: nada de eso, todos los modos de alcanzar el punto más alto del clímax sexual son absolutamente válidos.

Este orgasmo y experiencia vital es una construcción tardía en la vida de la mujer, no viene hecho y nadie lo regala. Es una construcción de cada quien. Una construcción producto del trabajo, de la posibilidad de donarse a ella misma, que llega con el tiempo y al momento de cada mujer. Y es una construcción que va cambiando en cada época, cada relación, cada encuentro. He conocido mujeres que me han dicho que a los cinco o seis años ya tenían las sensaciones de placer orgásmico.

Ahora bien, volvamos a la anorgasmia. Bajo esta definición amplia y en sentido vital del orgasmo, también podríamos pensar que hay diferentes grados de anorgasmia, porque existen experiencias de clímax sexual que —si bien son técnicamente un orgasmo— las mujeres a veces sienten que no alcanzan estos grados de plenitud vital y les dejan una sensación de vacuidad, vacío e incomodidad.

Pero centrémonos primero en la anorgasmia como la imposibilidad de alcanzar el orgasmo fisiológico en la mujer. Así entonces puede presentarse de modo permanente y general: quien nunca en ninguna relación sexual o bajo autoestimulación experimentó un orgasmo; o de modo situacional: quien en diversas situaciones o con determinados amantes no experimenta orgasmo. Prácticamente no existe causa orgánica para la anorgasmia. Disfunciones hormonales, la menopausia y ciertas medicaciones pueden dificultar alcanzarlo, pero en general la anorgasmia está vinculada a pobres estados de excitación y por ello la vagina no alcanza la lubricación necesaria para la penetración, o bien, que el centro sexual contenga información psicoemocional grabada de forma negativa y represora quizá de tiempos de la infancia o la adolescencia. Sobre todo, también por un músculo vaginal y pubcoccígeo débil que no envía los impulsos nerviosos al cerebro para que el orgasmo se desencadene.

Pero ya lo dijimos antes: el orgasmo es más una experiencia subjetiva que fisiológica. Tiene más que ver con la relación de la mujer consigo misma y de las oportunidades de comunicación con la pareja, que con una capacidad de respuesta orgánica. El desconocimiento de la propia capacidad de brindarse al placer y la inhibición en la comunicación con la pareja se alimentan mutuamente en contra de la capacidad orgásmica.

El conocimiento del propio cuerpo mediante la exploración y autoestimulación, y todas las técnicas de exploración mutua y comunicación, facilitan la experiencia orgásmica de la mujer.

La información, la posibilidad de irse dando permisos en la experimentación en soledad y en compañía, el conocimiento de las propias necesidades y la posibilidad de comunicarlas y de que sean escuchadas y comprendidas, van dando lugar a una experiencia orgásmica plena.

La seguridad de cada mujer en sus posibilidades de diosa del amor brinda la oportunidad de ir traspasando fronteras, abriendo puertas, descubriendo territorios de placer y conciencia. Podemos empezar diciendo que no existe un patrón similar para el orgasmo femenino. Diferentes mujeres experimentan distintas sensaciones, intensidad y duración. Sin embargo, podemos describir en cuatro etapas el ciclo de respuesta sexual de la mujer, las cuales muestran qué ocurre cuando una mujer se excita durante cualquier acto sexual, ya sea durante la masturbación o el coito. Estas cuatro etapas han sido denominadas como:

1. Excitación.
2. Meseta.
3. Orgasmo.
4. Resolución.

Es importante mencionar que estas etapas no tienen un marcado inicio o final, sino que ocurren como un proceso continuo durante la respuesta sexual. Y en la mujer este ciclo demora por lo general unos quince minutos, a diferencia del hombre, que usualmente llega al orgasmo eyaculatorio entre tres y cinco minutos.

Primera fase: excitación

Puede durar sólo unos minutos o varias horas después de iniciada la estimulación erótica. Por lo general, esta fase inicia de diez a treinta segundos después de haberse iniciado la estimulación. La mujer experimenta la lubricación, expansión y crecimiento de la vagina, el hinchamiento de los labios mayores y menores de vagina, clítoris y senos. Además, se aceleran los latidos del corazón, la presión arterial y la respiración.

Segunda fase: meseta

Durante esta fase los labios vaginales todavía se hinchan más. Los tejidos de las paredes de la tercera parte de la vagina se expanden con sangre y la entrada a la vagina se hace más estrecha. El clítoris es difícil de ver. Se acelera el ritmo del pulso y la respiración. Las aureolas de los pezones pueden llegar a hincharse también. Tal vez se endurecerán muchos de los músculos de la mujer como las ingles, la cadera, las manos o las nalgas. Justo antes del orgasmo, los labios internos cambian de color. A las mujeres que no han parido se les pone de rosado a rojo brillante, mientras que en las que ya lo hicieron el color va de rojo brillante a morado o borgoña.

Tercera fase: orgasmo

La respiración de la mujer, su ritmo cardiaco y la presión de la sangre continúan elevándose. La tensión muscular acumulada y la expansión de las venas alcanzan un clímax. El orgasmo ocurre. Durante éste, la primera tercera parte de las paredes vaginales se contrae rítmicamente cada 0.8 segundos por un período corto (el número e intensidad de las contracciones varía dependiendo de la experiencia individual). Los músculos del útero también se contraen. En muchas mujeres las contracciones son poco notorias. Otras sienten una especie de calor emanando de sus genitales. Es necesaria la estimulación constante y continua en la manera en que a cada mujer le plazca para hacerla llegar al orgasmo. Aquí es donde, con las técnicas de alquimia sexual y la respiración consciente, puede alargar la ola de placer enormemente y puede venir otra y otra al poco tiempo.

Cuarta fase: resolución

Ésta sucede cuando los genitales regresan a su estado normal de reposo. Esta fase puede durar desde unos cuantos minutos, hasta media hora o más. La hinchazón cesa y hay un completo relajamiento de la tensión muscular. El útero y el clítoris regresan a su posición usual. Algunas mujeres experimentan, durante unos minutos, adormecimiento en su área clitoral después del orgasmo.

Es importante mencionar que el orgasmo en una mujer es un comportamiento que se aprende y no algo que se nace sabiendo. Obtener el primer orgasmo es un proceso que requiere práctica y mucha paciencia. A diferencia de los hombres, que tienden a masturbarse desde muy jóvenes, las mujeres empiezan a experimentar su sexualidad mucho después. Esto dificulta en muchos casos llegar al orgasmo. También es importante recordar que muchas mujeres (es más, se puede decir que la mayoría) necesitan que el clítoris sea estimulado directamente para llegar al orgasmo. Es decir, no basta sólo con la penetración para que una mujer llegue al orgasmo. En muchos casos, durante la penetración vaginal el clítoris no recibe la necesaria estimulación, por eso se debe recurrir a la estimulación manual, oral u otras posiciones que proporcionen estimulación directa y consistente al clítoris. Por último, para que la mujer llegue al orgasmo es tan importante la lubricación de la vagina como la estimulación del clítoris. Una vagina que no está lubricada lo suficiente resultará en una penetración dolorosa, bloqueando la obtención del placer y, por consiguiente, evitando que la mujer llegue al orgasmo. Por eso es muy importante que previo a la penetración, durante la fase de excitación, la mujer reciba el suficiente estímulo erótico para poder lubricar la vagina y lograr que ésta se expanda y crezca para recibir el pene. Una buena regla a seguir es que la mujer dicte cuándo ocurra la penetración, de esa manera ella se asegurará de estar lista para recibir el miembro del hombre.

El quinto estadio: la ola multiorgásmica

Hay un estado más elevado para las mujeres en su capacidad multiorgásmica, ya que para muchas existen dos posiciones que funcionan para llegar al orgasmo durante el coito. Una de ellas es la posición de perrito, o lo que el tantra llama "el tigre ataca por detrás", donde la mujer está en sus cuatro extremidades y el hombre la penetra por detrás por la vagina.

En esta posición, cualquiera de los dos puede usar su mano para estimular el clítoris durante el coito. La otra es cuando la mujer está arriba: así, ella puede inclinarse hacia su compañero para que su clítoris roce con su cuerpo. Es importante comunicarte con tu pareja para obtener lo que necesitas para llegar al clímax. Los miedos comunes, las falsas expectativas y la malformación privan a un gran número de mujeres de alcanzar su potencia sexual. Dependiendo de lo que aprendiste de niña acerca del sexo, expresar tu propia sexualidad puede ser vista como vergonzosa o mala. Esto puede cambiar conforme desarrolles tu plenitud sexual. Es mentira que los hombres tienen mayor experiencia en el sexo que las mujeres. Depende de ti misma el relajarte lo suficiente para permitirte llegar al orgasmo. Mucha gente cree que si su pareja no tiene un orgasmo el sexo no fue tan bueno. Algunas mujeres son capaces de ser estimuladas para tener de nuevo un orgasmo antes de ser completada la etapa de resolución, mientras que la mayoría de los hombres necesita un período de descanso después del orgasmo. La habilidad de una mujer de tener orgasmos múltiples puede también depender de las circunstancias de un encuentro sexual particular. Lo que importa no es el número de orgasmos, sino el patrón orgásmico de la pareja y la satisfacción que obtiene con éste. Esto se soluciona con el circuito de posturas diseñadas con la alquimia sexual y se alterna con las respiraciones profundas que, además de limpiar la psique, estimulan enormemente la energía sexual y ensanchan la conciencia, ya que el orgasmo y la serie de multiorgasmos son, en definitiva, las explosiones de la conciencia expandida.

La vagina: el templo de la vida

En el cuerpo de una mujer hay dos puertas: una para abrir, la puerta del corazón, y la otra es un conjunto de aberturas que debes aprender a cerrar. Son las aberturas del cuerpo y es necesario cerrarlas para no perder energía. Muchas veces algunas mujeres están débiles o cansadas porque sin saberlo dejan sus puertas energéticas abiertas y eso provoca que se escapen energías vitales. De esta forma estás desprotegida de influencias energéticas negativas.

Estas aberturas son las puertas superiores y las inferiores. Los ojos, las orejas, la nariz y la boca son las superiores. Y las inferiores son la vagina, el ano, la uretra y el perineo. Estas últimas son focos de fuego energético.

Al activar tu energía sexual es importante aprender a cerrar las puertas inferiores por dos motivos: para acumular energía y para no desperdiciarla. Al acumularla tienes la llave hacia el orgasmo múltiple como una explosión de fuegos artificiales.

Ejercicios de alquimia sexual para la sanación

1. Activar el músculo PC o punto sagrado

Como ya expliqué, éste será el ejercicio que harás a diario de forma regular como si se tratara del cepillado de dientes.

Sentada sobre un cojín con las piernas dobladas o cruzadas o incluso en una silla, empezarás a respirar por la nariz situando toda la atención en la zona sexual. Imagina que respiras por allí. Luego comenzarás a presionar y aflojar el músculo que está entre el pubis y el coxis. Sentirás un leve y cada vez más intenso latido como si fuera un corazón.

Este músculo interconecta los órganos sexuales, el ano, las nalgas y las piernas. Una vez que continúas por varios minutos y profundizas la respiración puedes tener un orgasmo. He conocido casos de mujeres que vienen a mi consulta y me dicen que tienen un orgasmo tan sólo con este ejercicio. También puedes sentir cómo lo tonificas situando un dedo en la zona de la vagina y debajo de ella para sentirlo plenamente. Luego puedes inhalar el aire, retener unos segundos mientras presionas con fuerza el músculo pubcoccígeo (PC) y exhalas relajando toda la zona. Hazlo de veinte a treinta veces cada día.

2. Liberar la pelvis

Dos opciones. En la primera, de pie con las piernas a la altura de los hombros y haces movimientos circulares y ochos. Y en la segunda te tumbarás sobre una manta o alfombra y con las piernas ligeramente abiertas flexionas las rodillas y comienzas a mover hacia arriba y hacia abajo la zona de la pelvis. Esto posibilita que se despierte la energía sexual y libera cualquier rastro de rigidez y falta de movilidad. Subes e inhalas por la boca y bajas la pelvis al suelo y exhalas por la boca. Encuentra tu propio ritmo y ve haciéndolo cada vez más dinámico. Puedes poner música de tambores para sentir el ritmo de la tierra. Conecta tu pelvis, tu vagina y tu chakra sexual con todas las fuerzas de la naturaleza.

Realízalo unos diez minutos cada día. Puede seguir a continuación de la activación del músculo PC.

Eyaculación, el poder masculino

Aplicando la alquimia sexual no buscamos nada de eyaculación precoz ni estar con prisas: aquí se busca el placer máximo y duradero con los cinco sentidos. Si queremos experimentar el hiperorgasmo tenemos que vencer el instinto animal.

Una relación sexual común dura alrededor de diez a quince minutos. El sexo tántrico debe durar al menos una o dos horas. El sexo alquímico tántrico tiene una duración mínima, pero no una máxima: mientras más tiempo dure, más placer proporcionará.

Por ejemplo, los norteamericanos no practican el sexo tántrico. De acuerdo con ciertos estudios, ¡70 por ciento eyacula tan sólo dos minutos después de la penetración! El sexo tántrico tiene como propuesta exactamente lo contrario: evitar la penetración rápida y brusca, para que la eyaculación no sea el único motivo de la relación sexual. Debemos saber que nuestra piel cuenta con una red de 600 mil puntos de sensibilidad.

La eyaculación es considerada un desperdicio de energía vital y de ahí que se debe aprender a aplazarla. La fórmula será: después de cinco actos sexuales una eyaculación, luego diez por una y así ir subiendo sucesivamente. Forma parte del ritual tántrico iniciar el sexo con una contemplación y adoración mutuas, meditando, serenando la mente, despojándonos de toda preocupación, dejando que la respiración sea profunda y suave. Dedicando palabras dulces y caricias, haciendo el amor con los ojos bien abiertos, sin desconcentración o agresividad, sin prisa y con sentimiento. Después de las caricias, el paso a seguir es el sexo alquímico tántrico propiamente dicho, cuyo objetivo principal es prolongar la excitación sexual de la pareja. El pene del hombre debe penetrar la vagina de su compañera, pero sólo cerca de dos centímetros y medio. El hombre mantiene el pene dentro un minuto, después lo retira y lo descansa sobre el clítoris de la compañera antes de volver la penetrar. Ese juego debe ser mantenido por unos minutos, cuando se inician las doce posiciones básicas que propongo con la alquimia sexual. Éstas deben ser ejecutadas seguidamente a lo largo de dos horas. Deben ser alternadas por descansos y pausas para que la pareja descanse, la erección se distienda y los cuerpos repongan fuerzas bebiendo o comiendo algo leve.

La eyaculación no es necesaria. Si se produce, corta abruptamente el deseo y vuelve el estado de separación. Como la palabra lo indica, semen es la simiente del esplendor masculino. El semen es altamente valioso y energético y no debe desperdiciarse. Y para no hacerlo aprenderás mediante todas las técnicas que aquí propongo que la eyaculación no es necesaria y a cambio puede venir el orgasmo sin eyacular. Un estado que cada hombre lo tiene que experimentar, similar a una descarga eléctrica, donde el cuerpo vibra durante varios minutos, la mente se evapora y uno se conecta directo con el poder del universo.

El orgasmo masculino

El hombre tiene un poder aún no descubierto plenamente. Cuando experimenta orgasmos sin eyacular provoca que despierte su artista interior, su sensibilidad y surja una gran paz en su alma.

Después de la introducción, en el sexo alquímico tántrico comienza con la pareja sentada, los dos levemente inclinados para atrás y apoyando el peso en los brazos. Al principio, hasta que el hombre se vuelva experto, la penetración es lenta y los movimientos son pélvicos y circulares. Luego la penetración profunda y más dinámica progresivamente. Nunca hay prisas. La mujer debe abrir bastante las piernas. Los sexos unidos con la pareja sentada, cara la cara, los cuerpos erguidos y las piernas entrelazadas. Es una postura para abrazarse, acariciarse y permitir que circulen la energía y los sentimientos. Si un hombre sigue con su compañera todas las etapas de la alquimia sexual, la excitación de los amantes es absoluta. Cuando el tiempo y la interrelación sexual crea más y más energía, el hombre puede liberar su energía orgásmica sin perder el semen. Esto sucede porque la energía y la tensión sexual no están localizadas únicamente en el pene, sino distribuidas por todo el cuerpo. Estos conductos por los que circula la energía sexual se llaman nadis y son similares a un cabello. La acupuntura los llama meridianos y están por todo el cuerpo. Cuando estos conductos trasportan la energía sexual puede producirse esa implosión interior llamada orgasmo.

Si el hombre practica la alquimia sexual podrá acumular más y más energía por lo que tendría el control de un orgasmo tras otro, o bien, un multiorgasmo. Es importante comprender que esto se logra con la práctica energética. Ningún hombre de 50 o 60 años, acostumbrado a la comida basura, el tabaco, el alcohol y la falta de ejercicio físico, con el agravante de tener el instinto eyaculatorio grabado a fuego en su subconsciente, podrá de la noche a la mañana obtener este poder que es el poder de los dioses. Tampoco un adolescente que no gobierne su instinto desbordado.

Esto requiere el entrenamiento energético diario a través de técnicas respiratorias, danzas, movimientos, un peso correcto del cuerpo y un estado atlético mínimamente aceptable. El sexo alquímico y la ausencia de eyaculación rejuvenecen el cuerpo y el cerebro.

El orgasmo sobreviene como si un vaso rebosara de agua porque tiene en abundancia. De la misma forma, hay que tener energía acumulada para que se produzca. Si sigues las técnicas que propongo, lo obtendrás; de lo contrario, sólo será una excusa barata para comentar y jactarte con tus amistades.

Adiestrar tu pene

Para conocer tu energía sexual y distribuirla desde tu pene (la capital) a todas las zonas del cuerpo (las provincias) como un único territorio sin divisiones hay que realizar diversas maniobras que incluyen la respiración, la autoexploración y la danza.

Conocer la zona sexual es conocer la vida. Tanto para una mujer que tiene la puerta de la vida en su vagina, como para el hombre que tiene su vara de luz, de vitalidad, donde la unión de ambos sexos es el único símbolo práctico de la continuidad de la especie. Por lo tanto, actuamos como seres inteligentes y sentimos conexión con los órganos sexuales.

El pene está impulsado directamente por el instinto animal. Y cuando digo esto no es en sentido peyorativo, ni mucho menos. Es el instinto de la especie, el llamado de la vida, el motor de la atracción. Ahora bien, cuando un practicante de la alquimia sexual tántrica desprende este instinto y lo canaliza en ternura, en disfrute, paciencia y receptividad no serás un metrosexual, ¡si no un kilómetrosexual! Ya que no te gobernará la urgencia, la ansiedad ni la tensión. Tú, como conciencia, gobiernas todo tu cuerpo.

Para ello es importante que cultives el siguiente ritual para canalizar la energía:

1. Desnudo realiza varias respiraciones de pie. Unos diez minutos. Por la nariz y exhala por la boca.
2. Con música de tambores, danza de forma libre y natural. Diez a 20 minutos. Deja que salga toda tu fuerza de guerrero poderoso.
3. Túmbate y toca todo tu cuerpo, en especial las axilas, los pezones, las manos y el sexo. Al mismo tiempo, imagina que la mujer de tus sueños está cerca, encima tuyo. Deja que tu energía sexual se despierte. Conéctate con las sensaciones unos quince minutos. Suave y lento, respirando conscientemente por la nariz.

4. Coloca las manos a los costados de tu cuerpo y permanece relajado aquietando el ritmo de la respiración. Diez a quince minutos.

Capítulo 7

CIRCUÍTO DEL SEXO ALQUÍMICO

Posturas de poder y placer

A continuación, describiré una secuencia diseñada especialmente para que la mujer y el hombre contemporáneos puedan practicar el método de alquimia sexual. Claro, tú puedes decir: "No quiero hacer del amor algo mecánico". Y no lo será, te lo aseguro, incluso será la manera más fluida de tener sexo. De la misma manera que cuando aprendes a conducir tu coche, al principio los cambios de marcha, la coordinación del acelerador, el embrague y el freno, doblar y frenar... todo te parece difícil. Obvio, hasta que conoces el truco y la mente adhiere esa información pero luego lo haces sin pensar, simplemente surge con naturalidad. Te apuesto que ahora no piensas cómo coordinar la segunda y la tercera velocidad de tu coche y que sabes cuándo frenar, acelerar y estacionarte. De la misma forma sucederá con este método. Recuerda que no hemos recibido ninguna orientación, mapa ni enseñanza válida en el terreno sexual durante la adolescencia o la infancia. Tienes que ir aprendiendo por experiencias y a tientas. ¿Pero qué sucedería si dejas que el conocimiento de una sexualidad amplia, plena, espiritual, inteligente y extensa te llenara ese espacio de tu vida? Vamos a averiguarlo.

1. **Saludo de los amantes:** mírense a los ojos y sintonicen la misma respiración de cinco a diez minutos.

2. **Activación del tacto:** despierta la sensualidad y la energía sexual mediante el tacto. Toca como quien toca algo sagrado, un universo de sensaciones, belleza y placer.

3. **Besos de fuego:** besa los labios, el cuello, los pezones, los dedos, las axilas y todas las zonas que quieras.

4. **Besa los sexos:** experimenta con el sexo oral para potenciar el despertar energético.

5. **Meditación de los chakras:** sentados frente a frente, dejen que durante unos tres a cinco minutos los chakras se encuentren y la energía no esté desordenada ni el instinto demasiado descontrolado.

6. **Postura 1. El yab-yum:** éste es el encuentro y la primera penetración. Sentados frente a frente, la mujer con las piernas abiertas se sube sobre el hombre. En esta penetración se encuentran los órganos sexuales y los siete chakras.

7. **Postura 2. El hombre detrás:** la mujer está en cuatro patas, apoyada con sus manos y rodillas. El hombre va detrás. La penetración es de la siguiente manera: tres movimientos superficiales y uno profundo. Recuerda: ¡a no ser que una mujer sienta entre mil movimientos del pene dentro suyo, no estará plenamente satisfecha! Hazlo a un ritmo suave y lento.

8. **Postura 3. La mujer encima:** ella se sitúa sobre el cuerpo del hombre que permanece relajado. Aquí pueden buscar dos ritmos, uno suave y otro más intenso. Es el movimiento de la diosa Kali, la diosa del placer y la pasión. Es importante la comunicación para que el hombre no pierda el control y eyacule involuntariamente. Cuando él lo pide, ella se detiene. Respiran al mismo tiempo durante unos minutos y luego continúan. Es

preferible perder un orgasmo (que luego vendrá otra vez) y no la eyaculación que termina el acto abruptamente.

9. **Respiración de fusión:** en la postura del yab yum, respiran al mismo tiempo. Aquí no hay movimiento, puede haber penetración pero no se muevan, solamente respirar 21 veces seguidas de manera lenta y profunda.

10. **Postura 4. Activación energética:** acostados de lado, él detrás, la penetra con suavidad y movimientos suaves.

11. **Postura 5. Los molinos:** como si fueran una tijera, sentados frente a frente con las manos apoyadas y el torso un poco hacia atrás, harán la penetración y el vaivén en diferentes ritmos. Suave, medio e intenso.

12. **Postura 6. Las tenazas:** la mujer está acostada con las piernas bien abiertas y hacia arriba y apoyada en los hombros de él, que la penetra. El hombre está de rodillas con las piernas ligeramente abiertas y la espalda derecha. Movimientos suaves y respiración profunda.

13. **Canalización de la energía:** retornar al yab yum: respirar profundo 14 veces. Dejar que la energía sexual crezca en abundancia y se distribuya por el cuerpo. Inmovilidad y respiración. Recuerda: acelerar, frenar... En este caso, ¡estacionar el coche!

14. **Postura 7. La mujer encima:** buscar que el cuerpo de ella quede extendido sobre él. La mujer moverá su pelvis con maestría de forma ondulante y de adelante hacia atrás (ahora entenderás los efectos de la danza y liberación de los ejercicios anteriores). Frotar ambos pubis (que por cierto no es conveniente depilar demasiado ni al ras ya que son un estímulo de ambos, sobre todo de él hacia el clítoris). El hombre

permanece relajado pero activo, buscando que ella alcance el orgasmo. Respiración y plena concentración en el momento presente. La mente limpia de pensamientos. Dejar que lo divino los invada.

15. **Descanso y meditación de los chakras:** acostados uno detrás del otro, o bien, formando la postura de la X, dejan que la energía se asiente y venga el orgasmo por relajación. El corazón se llena de paz, la mente se silencia y surge la sensación de completa integración, plenitud y gozo interior, donde no hay vacío sino unidad.

16. **Respiración meditativa:** realizar el último ciclo de respiraciones, ahora siete profundas para canalizar la energía compartida. Y luego tres respiraciones muy suaves para completar una meditación siguiente de diez a veinte minutos. Sentados e inmóviles, meditar sobre la energía sexual, el infinito y el poder personal que surge de la práctica del sexo tántrico alquímico y energético. Aquí pueden continuar, o bien, permanecer con la energía que producirá una alquimia interior traducida en vitalidad que se convierte en capacidad amorosa, aumento de la creatividad y alegría interior.

Transformación interior

La propuesta que presento a través de la alquimia sexual consiste en hacernos artistas del amor, dominar la energía y ser maestros en el arte de relacionarnos con nuestro cuerpo y el del amante.

El amor es un arte, no una ciencia ni filosofía. Es un arte práctico, un juego. Se parece más a estar sobre una ola, sentir la subida del océano, la brisa y el calor del sol, para llegar a la orilla y subir una nueva ola, que a un camino derecho hasta la muerte, el tedio, el aburrimiento y la falta de sorpresa. ¡El amor se mueve! El amor respira, vive, le gustan los nuevos amaneceres, las nuevas flores, no puede repetirse porque se agota y se escapa. El amor no puede ser retenido. Y con la práctica de la sexualidad consciente, el intercambio de danzas, respiraciones, posturas, y fundamentalmente, lo que tiene que poner luego cada uno: la creatividad personal. Este libro es una guía, un mapa temporal, ¡pero el tesoro lo tienen que descubrir tú y tu amante y disfrutar de sus riquezas!

La espiral energética

Cuando la canalización de la energía sexual produce el movimiento del yin al yang, de la mujer al hombre y viceversa, la conciencia entra en un estado que llamo "espiral energética", donde el tiempo, la mente, los movimientos internos y el parloteo interior desaparecen. Surge un estado de amplificación en el que la gota individual de cada persona se disuelve en un océano de vida, ilimitado e infinito. No hay muros ni barreras, es puro éxtasis, deleite y placer combinados.

La espiral energética es producto de la elevación de la energía kundalini recorriendo los chakras y llegando a lo alto, la cúspide, la coronación de la fusión: energía-conciencia.

Capítulo 8

RITUALES DE SEXO ALQUÍMICO

¿Cómo practicar la alquimia sexual?

Tomamos cada lección para practicar durante un día específico; por ejemplo, si estás en pareja, desde la mañana sabrán de antemano qué práctica ejercitarán durante todo el día. Irán cambiando y profundizando en cada una de ellas para percibir los resultados. El orden establecido aquí no es necesariamente el que hay que seguir, pero puede ser un buen mapa si no has llegado a la maestría, una ayuda fundamental para principiantes y avanzados.

RITUAL 1. LIBERACIÓN DE BLOQUEOS EMOCIONALES

La meditación es el arte de armonizar la energía interior. Buscamos tanto el silencio de la mente como la potenciación de la energía kundalini. Para ello, a través del sexo alquímico vamos a practicar la meditación en forma dinámica y también inmóvil o pasiva. La actividad hará que la energía se movilice y la quietud la armonizará, creando un estado interno de gozo y claridad. Sacar las emociones que bloquean la energía y la psique como miedos, resentimientos, culpas, tabúes, vergüenzas, condicionamientos, represiones, enojos y celos.

1. Meditación tántrica dinámica

Primera fase: con música rítmica de tambores comiencen a desbloquear y movilizar el cuerpo durante diez a quince minutos con respiraciones de limpieza: inhalar por la nariz y exhalar por la boca.

Segunda fase: con tambores más dinámicos o cualquier música étnica que incluya percusión, danzar durante veinte minutos. La consigna de la danza es que a través de la respiración profunda que limpia y energiza, y por medio del movimiento consciente y libre, ésta se transforme en una meditación. Al mover la energía, la conciencia se volverá más amplia y despierta. Asegurarse de que permites a todas las zonas liberarse: cabeza, cuello, hombros, pelvis, piernas, brazos. Soltar, mover, saltar, gritar, incluso tomar una almohada y descargar el enojo (si lo hubiera) con la almohada.

Tercera fase: acostarse boca arriba durante diez minutos acompañado con música suave o en silencio.

2. Meditación tántrica pasiva

Primera fase: en la postura de *siddhásana* o en *vajrásana* (loto o diamante) sentarse frente a frente. Comenzar a respirar al unísono de cinco a diez minutos. Tomados de las manos para mejorar el flujo energético entre ambos.

Segunda fase: llevar toda la energía al corazón. Sentir que se eleva desde el primer chakra, y que toda la energía sexual sube hasta *anahatta*, el chakra del amor. Desde allí visualizar una corriente de luz verde rosada amorosa que alimenta a ambos amantes.

Tercera fase: una vez que sientan el amor envolviéndolos como un círculo, dejar que esa energía suba aún más hacia lo alto de la cabeza, esto será la entrada a una puerta superior. El viaje de lo animal a lo humano y de lo humano a lo divino. Sentirán las olas de la energía de vida bañándolos y uniéndolos desde el sexo a la zona espiritual.

RITUAL 2. EL ANDRÓGINO INICIAL

El yab yum es la postura sexual más recomendada por el tantra. Se trata de la mujer encima del hombre con las piernas abiertas. Ambos están sentados con la columna recta conectando los sexos, los pubis y todos los chakras. Shiva tiene las piernas cruzadas en el medio loto y Shakti se sube encima abrazándose como uno.
En la postura del yab yum (sin penetración) meditarán sobre la respiración de su amante. Cada vez que Shakti exhala Shiva toma el aire por la nariz y viceversa. Realicen esto durante quince minutos. Producirá una alquimia energética muy importante, además de focalizar la atención a las energías de ambos.

Colocando la lengua en el paladar, con la boca cerrada repetirán el sonido prolongado: "mmmmmm" con la exhalación, este sonido producirá el despertar de la glándula pineal y del chakra ajña, el tercer ojo.

Activar la energía kundalini, tocando los puntos eróticos del cuerpo. Boca, cuello, pezones, axilas, manos, ombligo, sexo, entrepiernas, dedos de los pies...

A continuación, avivar el fuego serpentino sexual a través de las cinco formas de besar: soplidos, mordiscos, succión de los labios, besos labiales y besos linguales. El contacto de las lenguas despierta por el canal central *sushumna*, la energía sexual.

Realizar el amor libremente en yab yum, dejando que la cadencia suave los introduzca en un estado meditativo profundo, al mismo tiempo que el deleite físico del placer sexual los invade.

Utilizar esta postura para que los chakras se potencien. Es recomendable para quien recién se inicia porque beneficia el control de la eyaculación. Cada pareja pone el ritmo.

Una vez concluido, se acuestan uno detrás de otro, sobre el costado derecho (opuesto al corazón), manteniendo el contacto de un pecho con la espalda de quien está delante y quedarán en una relajación profunda.

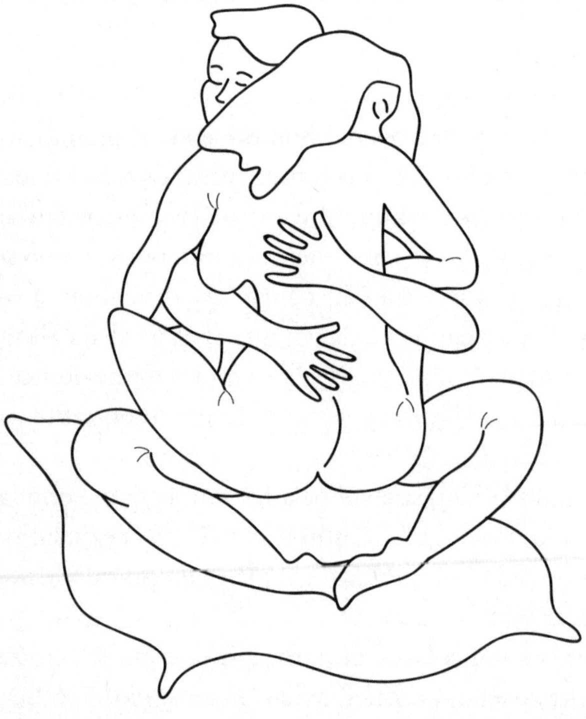

RITUAL 3. PARA PAREJAS QUE HAN BAJADO LA ATRACCIÓN INICIAL

Reactivación de la energía

La energía vital es un fenómeno que produce la vida y el movimiento. El prana es lo que sale del sol, el aire es su vehículo para que llegue a través de la respiración y ponga en marcha nuestro cuerpo y toda vida sobre el planeta. También recibimos la energía de la tierra, el apana. Esta lección es para incrementar la energía vital cada mañana.

De pie con el cuerpo desnudo, mover el cuerpo sacudiéndolo suavemente desde la cabeza a los pies. Hacerlo durante diez minutos, al mismo tiempo que la respiración intensa por la nariz es dinámica y corta, como un fuelle. Esto recargará por completo el sistema energético y los chakras, al combinar movimiento y respiración. Realizarlo frente a una ventana donde entre el aire fresco y nuevo.

Sentados en postura de meditación inmóvil realizar la respiración completa para elevar la energía obtenida mediante la visualización de toda la columna de fuego.

Realizar los tres cerrojos o bhandas

1. *Mulhadara bhanda* al contraer los glúteos y el ano.
2. *Uddiyana bhanda* al elevar el abdomen, hundiendo el ombligo hacia adentro.
3. *Jalandhara bhanda*, cerrar la glotis al bajar la cabeza colocando la barbilla en el pecho. Retener el aire de ocho a diez segundos y repetir siete veces. Visualizar la energía como óleo dorado recorriendo todos los nadis o meridianos como si fueran venas de fuego o "ríos de aguas vivas".

Tumbarse y relajar el cuerpo y practicar la respiración abdominal subiendo y bajando el abdomen.

Luego colocar las manos juntas a la altura del pecho y poco a poco separar las palmas de cada mano unos cinco, diez y quince centímetros. Sentirán un hormigueo, una atracción entre ambas manos. Primero cada uno y luego entre ambos antes de comenzar con la práctica del sexo alquímico. Importante: no realicen los cerrojos o bandas en caso de hipertensión, problemas del corazón, embarazo o epilepsia.

RITUAL 4. HACERSE UNO

Para la filosofía del tantra, cada mujer en su profunda esencia es Shakti, y cada hombre es Shiva. El ser sagrado de cada uno que nos une y que trasciende la personalidad, el tiempo y la muerte. También cada individuo posee un ego personal, que muchas veces se aleja de la esencia, turbado por las voces de la mente y el egoísmo personal. El ego está cargado de celos, miedos, traumas, mañas, etcétera. Con la práctica tántrica nos dejamos absorber por la verdadera identidad que es luz, apertura, expansión, creatividad, fluidez, amor.

El cambio consiste en dejar que surja en la superficie y profundidad de nuestra vida la conciencia de Shiva y Shakti. Para ello, tomaremos esta primera lección con el fin de afirmarnos en esta vivencia.

1. Repetir la siguiente afirmación durante la mayor cantidad de tiempo posible durante el día escogido. Las afirmaciones se graban en el subconsciente, y como es un receptáculo que responde a lo que le introducimos, tendremos la siembra en la conciencia. Para comenzar el ritual de Shiva y Shakti afirmen lo siguiente:

   "Soy luz, soy un ser eterno, soy la danza de la vida,
   soy el sol y la luna, soy la fusión de la energía original."

2. Habiendo preparado el sitio del rito con comida y bebida, con velas e incienso, dirán: "Te regalo la desnudez de mi cuerpo y mi alma", a continuación observarán el cuerpo de su pareja para incrementar el sentido de la vista y meditar sobre la belleza del cuerpo.

3. Tomados de las manos comenzarán a entonar el mantra *Om namah shivaia*, y luego *Om Shakti hum*, siete veces cada uno.

4. Shakti regalará una danza sensual a Shiva y luego éste hará lo mismo. Mover todo el cuerpo permitiendo que el movimiento comience a movilizar la energía, dejar que se exprese, seduzca, erotice. Luego, tomados de las manos, danzarán juntos.

5. De espaldas, sentados en la postura de meditación, conectarán los chakras de ambos para fusionar el calor y la misma vibración durante quince minutos. Se tomarán de las manos, con el sacro y la espalda en contacto.

6. Sentados frente a frente, tomados de las manos y desde la frente que se apoyará en la del compañero, respirarán al unísono durante algunos minutos para sentir la misma respiración. Luego alternar el ciclo, Shakti inhala el aire que exhala Shiva y viceversa. Cambiar el prana proporciona una gran comunicación y fusión de la energía de vida.

7. Untar con aceite el cuerpo y activar el sentido del tacto, tocando con delicadeza, sensualidad y conexión. Dejar que el primer lenguaje de la humanidad, el tacto, se exprese más allá de los límites del intelecto y la mente. Tocar, sentir, respirar, deleitarse, dejando que los lleve a alturas de gozo, conciencia y compenetración energética.

Nota: luego de este ritual permanezcan con la energía compartida meditando en silencio o acostados en relajación. Retengan con la carga eléctrica que se ha generado, acumulen deseo y no realicen el acto sexual, inviertan esta lección grabada en su interior, con la llama de fuego ardiendo, intensa y encendida. Compartan la paz, los alimentos y beban en honor de Shiva y Shakti. Reserven el *maithuna* para otro día.

RITUAL 5. VENERACIÓN DE LOS CUERPOS

El cuerpo es un templo sagrado. Es venerado, debido a que es el regalo de lo divino para manifestarnos. Atendemos y cuidamos el cuerpo desde todos los ángulos, sin olvidarnos del invitado, el alma.

Con el cuerpo desnudo, observar la belleza de los cuerpos. Luego untar con aceite de almendras dulces con jazmín, sándalo, musk o almizcle y sentir cada parte del cuerpo englobando la totalidad. Sentir cada función particular del cuerpo. Iniciar tocando los pies y agradecerles interiormente: a las piernas por caminar, por correr, por sostenernos, al sacro, la espalda, etcétera.

Luego tocar el cuerpo de su amante llevando toda la energía a la yema de los dedos, cambiar las presiones, hacerlo muy suave como una pluma para incrementar y hacerle sentir una presión más fuerte y profunda. Si se juntan con otra pareja tántrica, compartan el tacto entre todos, dejando atrás la comunicación por el intelecto. Sintiendo el lenguaje del cuerpo, su voz interior, llenándolo de placer y relajación. Ésta es la fórmula para desintegrar los venenos de la mente. Realizarlo durante al menos 30 minutos o más respirando conscientemente la energía que se desprende de los cuerpos y los envuelve. Serán puro fuego, atracción, energía y conciencia.

Se vendan los ojos y comienzan a buscar a su amante (si es que lo hacen con más parejas) para distinguir el tacto.

Deslizan el cuerpo sin tocarse con las manos, el contacto se realiza sólo por el pecho, la espalda, los hombros y las piernas, activando la fricción.

Concluyen tocándose con devoción y suavidad desde los dedos de los pies a la cabeza para quedar en un profundo estado de relajación.

RITUAL 6. EL RITUAL DEL FUEGO

El fuego es el arquetipo del poder espiritual. Dentro de nuestro cuerpo tenemos todos los elementos. El fuego es el elemento que va hacia arriba, contra la gravedad, asciende. Las tres fases del fuego son: chispa, llama y brasa. Cuando una persona despierta al mundo espiritual puede decirse que su chispa conecta con su realidad interna y comienza su camino de manera consciente. La humanidad evoluciona de dos maneras. Una es en forma grupal, como especie, y es una evolución inconsciente, avanza por genética, historia y experiencia. La otra evolución es individual y es consciente, única, responsable.

El fuego interior despierto genera la llama de kundalini ascendiendo por la columna astral y potenciando los chakras que son la base de la psique humana.

Aquí realizaremos el ritual del fuego desnudo, antiguamente se veneraba y cuidaba el fuego durante días y se lo mantenía encendido con el propósito, entre otras cosas, de mantener despierta la conciencia. Algunos ejercicios chamánicos también tienen que este propósito. En México es costumbre y práctica chamánica instalarse solo en una casa en la montaña para velar por el fuego encendido durante diez días. Después de esto tu conciencia está clara, expandida, poderosa y con mucha luz.

Busca un sitio apartado donde no haya interrupciones.

Si tienes música, acompaña con sonidos de tambores y percusión constantes para potenciar la experiencia y el sentido del oído. Desnudar el cuerpo sintiendo que todos los tapujos y las represiones se echarán al fuego.

Encender el fuego con una oración pidiendo permiso a las fuerzas superiores: "Fuerzas maravillosas del amor, aviven los fuegos sagrados para que mi conciencia despierte".

Sentados en la postura de meditación meditarán sobre el fuego mirando sus llamas. Repitiendo el mantra *Om mani padme hum* (Oh, lo divino dentro de mí) o el mantra de los mantras OM.

Colocar las manos hacia sus llamas a una distancia que se sienta el calor y la entrada de energía por los chakras de las manos y los chakras delanteros.

Pueden echar al fuego una prenda vieja o algo que represente quemar un aspecto negativo del pasado, o también escribir un deseo o algo que quieran potenciar y que se concrete. Meditar sobre ello unos minutos y luego echarlo al fuego con la conciencia de que se realizará.

Meditar en el crepitar de sus llamas y dejar que su calor y sonido penetre en la conciencia y además purifique el campo energético y astral.

Al sentir que las llamas decrecen, recostarse para sentir la paz y plenitud de las brasas. No apagar el fuego con tierra ni con agua, dejar que se consuma hasta el final.

RITUAL 7. ACTIVACIÓN DEL ADN Y LOS CHAKRAS MEDIANTE EL SEXO ALQUÍMICO

El círculo tántrico

El círculo es el símbolo de lo perfecto. Como el uroboros, el dragón que se muerde la cola completando un círculo eterno sin principio ni fin, el ritual del círculo tántrico es para sentir el estado de eternidad interior que trasciende la sensación de la muerte física. El abrazo que los cuerpos producen afecta la conciencia interna y genera la plenitud de los amantes.

Desnudos untarán aceite en la zona delantera del cuerpo con plena conciencia de que es el área de las emociones.

Realizarán siete respiraciones profundas lentas y conscientes, dentro de un círculo bioenergético visualizando todos los chakras en conexión.

Tocarán suavemente su propio pecho y plexo solar para distender toda el área emocional. Luego uno se colocará delante y el otro amante comenzará a acariciar con masajes suaves y amorosos en el pecho despertando la sensación de contención, mientras quien es contenido se entrega por completo. Luego cambiar los roles.

Sentados frente a frente Shakti se sube sobre Shiva abrazándose suavemente. Hacerlo con lentitud, percibiendo cada movimiento. Comenzar a frotar las manos por la espalda desde el sacro hacia la nuca, acariciando la cabeza. Uno recibe y el otro da la fricción suave. Luego cambian. Esto provoca que la energía suba por los chakras. Sentir el círculo que forman meditar en el sonido de la respiración y la entrada y salida del aire. Permanecer en silencio dejando que las almas se fusionen y sientan el círculo de energía que se ha formado entre los cuerpos.

Comenzarán a repetir los mantras para cada chakra lo que pondrá en funcionamiento las ruedas de energía como también la luz que hay dentro de las células del ADN, produciendo un impacto en los cien billones de células del cuerpo.

Hacerlo durante un minuto en cada chakra. Subir hasta el séptimo y comenzar de nuevo por el primero tres ciclos o vueltas.

Primer chakra: LAM
Segundo chakra: VAM
Tercer chakra: RAM
Cuarto chakra: HAM
Quinto chakra: IAM
Sexto chakra: OM
Séptimo chakra: SHAOM

RITUAL 8. LA ALQUIMIA DE LA RESPIRACIÓN

En este ritual compartirán la respiración como aliento de vida, vehículo de la conciencia, puente hacia la conexión energética y espiritual.

De pie con las piernas abiertas llevarán los brazos hacia el suelo e inhalarán profundo. Luego subirán el torso en forma ondulante como una ola de energía y elevarán los brazos exhalando sonoramente por la boca con un ahhhhhh.... Repetir varias veces hasta sentir que el movimiento sea más una ola energética que una acción del cuerpo físico.

Sentados frente a frente en la postura del diamante (con las piernas dobladas y juntas) o en medio loto, colocarán en contacto ambos desde el tercer ojo. Inhalar por la nariz al tiempo que el otro exhala y viceversa. Repetir durante quince minutos como mínimo hasta media hora. Esto producirá un intercambio energético poderoso y profundo. Ambos se enriquecen con el aliento de vida.

Acostados y tomados de la mano comenzarán a realizar una respiración circular. Inhalando y exhalando a un ritmo medio, cuatro veces, superficial por la quinta, profunda y lenta. Realizar este ciclo por diez minutos.

Quedarse relajados con la respiración suave abdominal, el cuerpo liviano, permitiendo que la energía se asiente y armonice otorgando un estado de paz. Pueden colocar gemas y cuarzos correspondientes a cada chakra en la relajación final.

RITUAL 9. SEXO ALQUÍMICO EN LUNA LLENA

La luna influye de manera fundamental no sólo en las emociones, acciones y reacciones de un ser humano, sino también en la energía sexual. La luna rige las mareas en los océanos, la menstruación, el crecimiento de las plantas, del cabello, etcétera.

Aprovecharemos la energía de la luna en su fase creciente para realizar algunas de estas lecciones, y ésta en el día de luna llena.

El tantra enseña sobre Kundalini Shakti: "Cada mes, preferentemente en luna llena, reunirse en lugar secreto y adorarme a mí, que soy la reina de la sabiduría. Serán entonces liberados de toda esclavitud y como símbolo de esa libertad estarán desnudos durante los ritos. Cantar, festejar, danzar, hacer música y hacer el amor, todo en mi presencia, pues yo soy a la vez el éxtasis espiritual y el goce terrenal. Mi ley es la del amor entre todos los seres."

De acuerdo con la mentalidad de cada uno, pueden hacerlo con la pareja, o también si se prefiere, sobre todo en Europa, reunirse con otra u otras parejas para potenciar la energía en beneficio del círculo grupal. Esto eleva y multiplica el efecto de la kundalini sobre la conciencia.

Para la práctica en grupo, se debe realizar un círculo entre los participantes. Cada uno llevará un cuarzo blanco en la mano. Meditar quince minutos sobre la energía de la luna entrando por la cabeza, convirtiéndose en saliva y descendiendo al corazón. Repetir el mantra Om namah kundalini.

Dejar el cuarzo a un lado y tomarse de las manos entre todos para permitir que la energía genere un círculo de luz.

Deslizar las manos para acentuar el sentido del tacto y generar la electricidad erótica entre los cuerpos.

Una vez que la energía ha despertado la elevarán mediante una danza sensual con los ojos vendados para sentir más profundo las sensaciones del mundo interior.

Shakti busca a Shiva con las palmas de las manos hasta hacer contacto y danzar en pareja. Luego de un tiempo, cambiar la danza con otra Shakti y otro Shiva.

Volver a formar el círculo y meditar en la energía kundalini desde el sacro a la cabeza durante varios minutos. Dejar que el trabajo anterior se asiente. Ésta es la fase de la subida de kundalini.

Recitar el mantra siete veces en honor a la energía femenina y a la luna.

Comer y beber en presencia de la energía vibrante de la Shakti. Si se pude realizar el ritual con vistas a la luna se meditará en ella para luego cerrar los ojos y verla por dentro en la zona del tercer ojo. Dejar que el corazón, el cuerpo y la piel vibren en alegría y gozo.

RITUAL 10. ACTIVANDO LA GLÁNDULA PINEAL Y LOS SEIS SENTIDOS

Cada elemento y cada sentido llevará unos cinco minutos, continuar con el sentido anterior al agregar el siguiente hasta que los cinco estén estimulados al mismo tiempo.

1. Sentarse frente a frente y comenzar a tocarse ambas manos untadas en aceite. Sentir las manos de la pareja y llevar la energía al tacto.
2. Luego mirarse a los ojos, intensificando la vista.
3. Cerrar los ojos después de cinco minutos y llevar la energía a los oídos acercándose para escuchar la respiración del otro.
4. El siguiente sentido a estimular es el olfato, percibiendo el olor particular y personal del otro.
5. Por último, estimular también el gusto con besos suaves.
6. Quedar inmóviles para entrar en la meditación de los elementos. Comenzando por la visualización del elemento tierra, a través de una pradera, un valle o un campo de maíz y la imagen de la abundancia. Situar la meditación en el primer chakra.
7. Para el elemento agua, visualizar el río que baja de la montaña hasta fundirse con el océano profundo y fluido. Imaginar que se bañan desnudos en un mar calmo y cálido. Situar la meditación en el segundo chakra.

8. Con el fuego situarán una hoguera en la naturaleza, visualizando sus llamas, su fuerza, su calor. Situar la meditación en el plexo solar, en el tercer chakra.
9. Por último, el elemento aire, lo proveen desde el cuarto chakra en el centro del pecho. Puede visualizarse como un águila que comparte el mismo cielo, las mismas corrientes de aire, el mismo viaje.
10. Acostados en silencio, permitir que de la suma de los cuatro elementos surja el éter cósmico, símbolo de lo sutil y lo absoluto. Allí se abre el sentido interno, la conciencia, la puerta abierta al recuerdo de nuestra eternidad.
11. Llevar toda la energía desarrollada al medio de la frente, el ojo de la conciencia, la zona de la glándula pineal. Este proceso es muy importante para canalizar la energía sexual como alquimia para activar el cerebro.

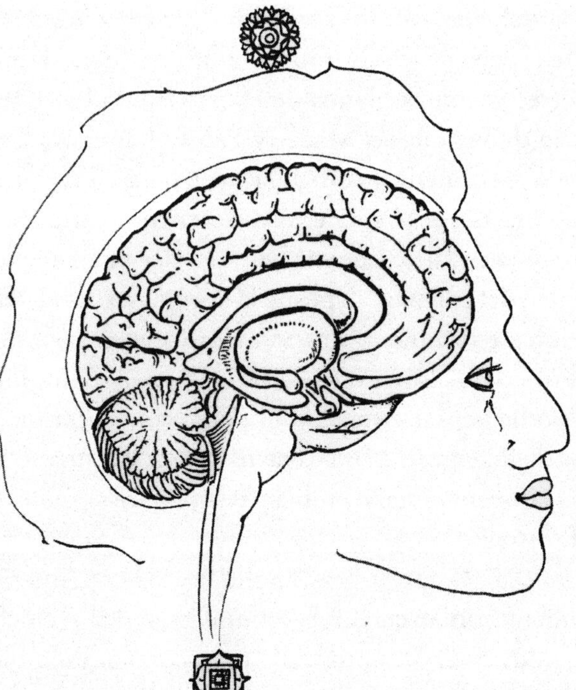

RITUAL 11. EL ORGASMO ALQUÍMICO

El orgasmo para el tantra es el símil del *big bang*. Un potente estado donde lo divino se manifiesta en el cuerpo humano. La mayoría de las mujeres no conocen un orgasmo en toda su vida, y los hombres creen que la eyaculación es la culminación del acto sexual. Con las técnicas tántricas puedes descubrir estados latentes, ocultos, reprimidos. El orgasmo es una capacidad natural, y cuando digo natural significa un regalo de Dios que es y está dentro de la naturaleza humana. La palabra orgasmo tiene que ver con organismo, orgía, organización. El orgasmo es la puerta que lleva a abrir el camino hacia la divinidad que reside en todo ser humano.

Dice Valerie Brooks en su libro *Tantra para mujeres*: "Cuando mi corazón me permitió por fin aventurarme en su interior, mil palabras no podrían describir lo que vi a continuación. Dentro de este vasto Centro no se halla la esencia, la propia sustancia del corazón: ¡hay mucho más! Aquí reside el universo entero, todas las cosas, todo lo que veo fuera de mí mismo, más todos los demás planos de la existencia. Es el Todo. Es la residencia de los Dioses Madre y Padre. Por ello, el camino de la liberación comienza, continúa y termina en el corazón.

Sentí una ola de alegría y volví a caer en el lento abrazo rítmico de mi amante, dejé que me llevara a dar una vuelta. Me sentí en el centro del corazón, deposité la energía sexual en este espacio suave, dulce e infinito y, cuando alcancé el orgasmo sentí una explosión, como si una estrella hubiera explotado, tan enorme que no podía pensar en nada, no podía concentrarme, sólo veía destellos de ingentes y blancos rayos de luz, mi cuerpo se convulsionaba, mi mente estaba en blanco: sí, estamos todos hechos de polvo de estrellas".

Fase primera: comenzar con la estimulación de los cinco sentidos durante unos cinco minutos cada uno, comenzando por la vista, el tacto, el oído, el olfato y, por último, el gusto. Dejar que los cinco se estimulen al mismo tiempo en el momento final.

Fase segunda: comenzar a despertar los puntos eróticos de todo el cuerpo.

Fase tercera: dejar los cuerpos libres en la excitación, conectados siempre desde la respiración que no será descontrolada ni inconsciente, sino estará al mando de la energía.

Fase cuarta: estimular el lingam (pene) y el yoni (vagina) con el sexo oral, puede ser al mismo tiempo en la postura del 69.

Fase quinta: en la penetración comenzar de preferencia en la postura del yab yum, desde un ritmo lento a un *crescendo* en el cual detenerse, meditar en la inmovilidad respirar al unísono y volver a excitar la energía. Hacer este viaje de subida para luego detenerse al menos tres veces.

Fase sexta: dejar que venga el orgasmo femenino en la próxima subida. Es importante también la estimulación del ano con el dedo medio de Shiva para sentir las contracciones orgásmicas de Shakti. Sintiendo esas contracciones puedes saber que el orgasmo es real.

Fase séptima: Shiva será estimulado en el centro de su pecho, su cuarto chakra y sobre todo en los pezones para despertar el otro polo de la energía. Visualizando y respirando, llevará la energía al corazón y luego a todo el cuerpo. Sentirá la corriente de electricidad por todo el cuerpo que se convulsiona, se arquea, se moldea a la energía vibrante del orgasmo sin eyaculación. Se siente un poco de pérdida de erección en ese momento pero al cabo de unos minutos se normaliza. Este orgasmo es envolvente y global, descentralizándose sólo de la zona genital para involucrar todo el cuerpo.

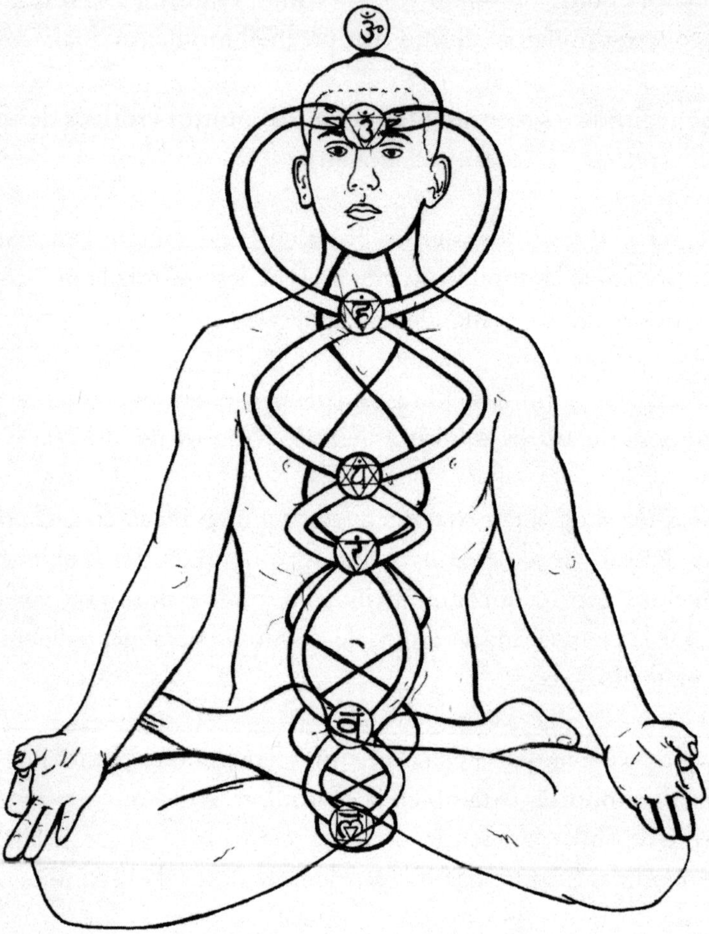

RITUAL 12. SEXO INICIÁTICO

El maithuna tántrico es el ritual sexual alquímico de iniciación espiritual entre Shiva y Shakti para potenciar no sólo el estado orgásmico sino la fusión espiritual.

En el maithuna se celebra el encuentro entre la mujer y el hombre, la desnudez, sus cuerpos vibrantes, la excitación, su capacidad meditativa, su erotismo, la sensualidad, la liberación de los sentidos, el goce supremo.

El maithuna es un rito del sadhana, del entrenamiento tántrico. El sexo en Oriente, incluso en Japón, es recetado como medicina contra las enfermedades, la depresión y la ansiedad. Para el tantra es el supremo conocimiento de la fusión de las energías divinas a través de los cuerpos físicos.

Importante: la pareja alquímica tendrá una intención de antemano. Coordinarán que quieren potenciar algo en dicho ritual para enfocar la energía. No es conveniente entrar al ritual sin intención porque así la energía se dispersa y se pierde. Los tántricos sabemos que donde va el pensamiento va la energía, por lo tanto la focalizamos en un intento previo. La fórmula es intelecto, inspiración, intención, imaginación al servicio de la energía hacia la activación de la luz interior.

Primera fase: tomar un baño refrescante y purificador. Untar el cuerpo con óleos o perfumes estimulantes como almizcle, sándalo, jazmín, rosa o incienso.

Segunda fase: estirar el cuerpo desnudo con posturas de yoga.

Tercera fase: danzar un baile suave y meditativo a la luz de las velas.

Cuarta fase: brindar un masaje mutuo para relajar las tensiones y potenciar el sentido del tacto.

Quinta fase: compartir un poco de cereal, carne, pescado, vino y la apertura al acto sexual. Luego ejercitar la respiración polarizada, solar-lunar, respirando alternadamente por una fosa nasal, exhalar por la otra y viceversa. Realizar siete ciclos completos.

Sexta fase: una vez conectada la respiración, hacerlo por las dos fosas nasales al mismo tiempo y comenzar a cantar el mantra *Om* u *Om Bhur Bwa Swaja*.

Séptima fase: realizar un acto de honor a Shiva y Shakti, ofreciendo una plegaria, encendiendo una vela, unas flores, incluso dulces. Esto también sirve para recordar al inconsciente el carácter sagrado del ritual.

Octava fase: visualizar durante unos minutos la llama de una vela, sintiendo que esa luz está en cada corazón. Luego cerrar los ojos y focalizarla en el tercer ojo, el *ajña* chakra. Este centro es el punto de comando de todos los chakras.

Novena fase: meditar sobre el sistema de chakras, visualizándolos como flores de colores que se abren y amplían.

Décima fase: en la postura del yab yum, luego de estimularse mutuamente con las manos y boca, Shiva pedirá permiso para entrar en el yoni de Shakti, la puerta de la vida. Shakti aceptará abriendo sus labios y Shiva será dulce, suave y fuerte al mismo tiempo para sentir con profunda sensibilidad el impacto de la unión entre ambos.

Undécima fase: con muy pocos movimientos meditar y sentir la energía sexual al mismo tiempo. Sexo y meditación en un círculo de luz que une a la pareja cósmica. Pueden prolongar este encuentro por horas. Si llega el orgasmo, focalizar la intención previa como un hecho. Abrir el ojo interior para que la luz interna se propague. Esta magia sexual es poderosa, y si llevan toda la energía que se despierta entre ambos a dicha intención hay muchas posibilidades de que se concrete.

Duodécima fase: relajados, se acuestan y comparten los alimentos y el vino. Pueden quedar en meditación o danzar en celebración.

> Dice Osho:
> El tantra está centrado en otro tipo de orgasmo. Si nosotros llamamos a la primera clase, orgasmo pico, puedes llamar al orgasmo tántrico, orgasmo del valle. En él no estás llegando al pico de excitación, sino al más profundo valle de relajación. La excitación es propuesta por ambos en el principio. Es por eso que en el principio ambos son iguales, pero en el final son totalmente diferentes. Para el primero, la excitación tiene que ser intensa... más y más intensa. Tienes que crecer en ella; tienes que ayudar a que crezca hacia el pico.
>
> En el segundo, la excitación es sólo el principio. Y una vez que el hombre ha entrado, ambos, amante y amada, se pueden relajar. No se necesita ningún movimiento. Pueden relajarse en un abrazo amoroso.
>
> Cuando el hombre o la mujer sienten que se va a perder la erección sólo entonces se requiere un pequeño movimiento y luego nuevamente se pueden relajar.
>
> Puedes prolongar este profundo abrazo por horas sin eyaculación, y luego ambos pueden entrar en un profundo sueño juntos. Éste es el orgasmo del valle. Ambos están relajados, y se encuentran como dos seres relajados. El orgasmo sexual ordinario parece una locura. El orgasmo tántrico es una meditación relajada y profunda. Puedes gratificarte todo lo que quieras porque no perderás energía alguna sino que la incrementarás. Sólo por encontrarte con el polo opuesto tu energía es renovada. El acto de amor tántrico puede ser hecho tantas veces como quieras.

El acto sexual común no, porque con él pierdes energía y tu cuerpo tiene que esperar para recobrarla. Y sólo la recobrarás para perderla otra vez.

RITUAL 13. SEXO ALQUÍMICO PARA MUJERES

La mujer es el impulso, la musa, el instinto de vida, el misterio de la naturaleza, la capacidad para mostrar la armonía a través de su cuerpo y sus actos. Toda mujer es un deleite para los ojos, las manos y el entendimiento del misterio de la vida. Cada mujer es bella, diosa, un trozo de cielo en la tierra. Nacemos por la mujer, ¡salimos desde dentro de ella! Si has leído mi novela *El secreto de Eva,* verás que revelo el origen femenino del ser humano, ya que la mujer es el motor, el terreno, el campo fértil donde sembrar las semillas de la vida.

No sólo para nuevos hijos sino para el día a día. A la mujer se le entra por el corazón y no por la vagina.

1. Con el cuerpo desnudo danza al son de tambores o música rítmica salvaje.
2. Respira jadeando como un animal en celo, deja que el instinto despierte sin barreras, grita, salta, goza, libérate.
3. Ahora danza a un ritmo más suave, sensual, lento, meditativo. Siente que eres una diosa que le danza a tu amado o en solitario a todo el universo.
4. Unta con aceite aromático todo tu cuerpo y tócalo despertando la energía sexual de todos tus puntos eróticos.
5. Conecta con la energía femenina, imagina que tu ser es una flor y que el perfume orgásmico de tu vida se esparce por doquier.

6. Estimula la joya en la corona, tu clítoris, tus pezones y el punto G. Muchas mujeres no saben dónde se encuentra. Introduce el dedo mayor en la pared superior del yoni a unos cinco u ocho centímetros. Es un punto de estímulos placenteros en el cerebro.
7. Respira la energía sexual depositándola en cada poro de la piel y continúa cuantas veces quieras. Recuerda que tú eres quien domina la energía.

Relájate y lleva las manos al pecho dejando el corazón en paz, el cuerpo vibrante y despierto, la psique luminosa y el alma libre.

Sugerencias finales

- En el acto sexual movilizarse hacia delante y atrás respirando al mismo ritmo.
- Cuando van hacia atrás inhalan y cuando van hacia delante exhalan el aire suavemente. La respiración será un puente junto al movimiento que permitirá entrar al estado de no mente.
- Cuando sientan que es suficiente detendrán el movimiento progresivamente hasta quedar inmóviles con la espalda recta.
- A través del despertar del tacto y el estímulo de los besos conscientes pondrán en marcha la sensibilidad erótica.
- Cuando el clímax del fuego interior esté encendido se detendrán durante al menos tres respiraciones y, conscientemente, Shakti abrirá su yoni, la puerta de la vida para que Shiva introduzca su vara de luz, el lingam.
- Con la penetración lenta y suave se moverán despacio, al unísono con la respiración sin adelantarse a su ritmo. Permitirán que el placer se extienda por todo el cuerpo desde lo genital a toda la piel.
- Intercalar las posturas provocando siempre una ola de placer con penetración. Al cabo de un tiempo sentirán la conexión que trasciende los cuerpos físicos. Cuando estén unos quince minutos en la postura del yab-yum, la mujer sobre el hombre abrazados, tumbarse y descansar, meditar inmóviles durante un tiempo, compartir la respiración para volver a encender la excitación sucesivamente. Estas subidas de quince minutos pueden ser varias de acuerdo con su deseo.
- Es vital almacenar la energía evitando la eyaculación.
- Concluir con el cuerpo relajado en *shavasana,* recostados paralelamente tomados de las manos.

Recuerda que el sexo alquímico es la ceremonia donde se ha celebrado el rito ancestral de veneración a la vida, la esencia y la divinidad de cada uno, el sol brilla en los ojos, el fuego en el corazón y la risa en el rostro demuestran la felicidad compartida, el ADN estimulado, el gozo, la materia prima de la que está hecha la vida: el deleite...

Cursos, conferencias y Centros de Iluminación en México, EUA, Perú, Costa Rica, España, Grecia, Puerto Rico, Argentina, Colombia y Chile.

www.guillermoferrara.org
Facebook.com/guillermoferrara
Twitter.com/GuilleFerrara